老年人康复护理理论与临床技能

周亚妮 ◎ 著

吉林科学技术出版社

图书在版编目（CIP）数据

老年人康复护理理论与临床技能 / 周亚妮著 .

长春 : 吉林科学技术出版社 , 2024. 12. —— ISBN 978-7-5744-1973-5

Ⅰ . R473

中国国家版本馆 CIP 数据核字第 2025RR2264 号

老年人康复护理理论与临床技能

作　　者	周亚妮
出 版 人	宛　霞
责任编辑	张　楠
封面设计	牧野春晖
制　　版	牧野春晖
开　　本	787mm×1092mm　1/16
字　　数	236 千字
印　　张	14
版　　次	2025 年 1 月第 1 版
印　　次	2025 年 1 月第 1 次印刷

出　　版	吉林出版集团 吉林科学技术出版社
发　　行	吉林科学技术出版社
地　　址	长春市人民大街 4646 号
邮　　编	130021
网　　址	www.jlstp.net
印　　刷	三河市悦鑫印务有限公司

书　　号	ISBN 978-7-5744-1973-5
定　　价	88.00 元

随着全球人口结构的深刻变化，老龄化已成为一个不可逆转的趋势。老年人口比例的增加不仅对社会经济、医疗保健体系提出了巨大的挑战，也对老年护理学这一专业领域的发展提出了新的要求。本书旨在为读者提供一本全面、系统的老年护理学指南，帮助读者深入理解老年护理的核心理念、实践技能和发展趋势。

本书共分为六章，全面覆盖了老年护理学的各个方面：第一章从老龄化与老年护理学概述入手，介绍了老年人群的特点以及人口老龄化对社会的影响；第二章深入探讨了老年护理相关理论，包括生物学、心理学和社会学视角，以及这些理论如何指导护理实践；第三章中，我们专注于老年人的日常生活及常见健康问题的护理，提供了关于老年人日常生活护理的概述，并详细讨论了清洁、饮食、休息和性需求等方面的护理技巧；第四章则转向老年人的心理问题与精神障碍，分析了老年人心理特点的影响因素，并探讨了如何维护和促进老年人的心理健康；第五章详细讨论了老年人常见的疾病及其护理，包括慢性疾病、急性疾病的管理及护理人员护理指导；第六章介绍了老年人常用的护理技术，包括日常生活护理、养生保健以及康复护理技术，旨在帮助护理人员提高护理技能，更好地服务于老年患者。

本书不仅适合护理专业的学生和从业者，也适合医疗保健专业人员、社会工作者以及对老年护理有兴趣的普通读者。我们希望本书能够成为老年护理领域的一个有价值的资源，帮助提升老年人的生活质量，并促进整个社会对老年群体的理解和关怀。

本书在编写过程中参考了众多书籍和资料，在此表示诚挚的感谢。由于时间和精力有限，本书内容可能存在疏漏之处，恳请广大读者予以批评指正！

著 者

2024 年 3 月

目 录 CONTENTS

第一章

老龄化与老年护理学概述

第一节　老年人与健康老龄化

　　每个人都会经历童年、青年、中年和老年，在不同的年龄阶段，人体会发生一系列的生理和心理改变。老年期象征一种成就，是人生中能"洞察世事，醒悟生命"的最高境界，同时也遵循着组织器官走向老化和生理功能走向衰退的自然规律，是需要全社会呵护的人生阶段。

一、人的寿命和老年人的年龄划分

（一）人的寿命

　　人类的寿命以日历年龄表示，衡量人类寿命主要有 3 种指标，即最高寿命、平均预期寿命和健康预期寿命。

　　1. 最高寿命（maximum life-span of human）

　　最高寿命是指在没有外因干扰的条件下，从遗传学角度而言人类可能生存的最高年龄。科学家们用各种方法来推测人的最高寿命，例如按性成熟期（14～15 岁）的 8～10 倍、生长期（20～25 岁）的 5～7 倍、细胞分裂次数（40～60 次）的 2.4 倍等方法推算，人的最高寿命可达 110～175 岁。

　　虽然人的正常寿命可以超过百岁，但也并非可以无限延长。由于受到疾病和生存环境等影响，目前人类寿命与最高寿命的差距仍然较大，随着科学的发展，人类的平均寿命或将逐渐接近最高寿命。

　　2. 平均预期寿命（average life expectancy）

　　平均预期寿命是指通过回顾性死因统计和其他统计学方法，计算出特定人群能生存的平均年数，简称平均寿命或预期寿命。它代表一个国家或地区人口的平均存活年龄，可以概括地反映该国家或地区人群寿命的长短。一般常用出生时的平均预期寿命，作为衡量人口老化程度的重要指标。平均预期寿命表示生命的长度，是以死亡作为终点。

据 World Bank Group 2020 年报道，2019 年世界人口平均预期寿命 72.7 岁；我国居民平均预期寿命 76.9 岁，比世界平均水平约高 4.2 岁，并首次超过美国（76.8 岁）。这不仅反映了我国社会经济的发展，也反映了我国疾病预防、控制、治疗水平的提高。

3. 健康预期寿命（active life expectancy）

健康预期寿命是指去除残疾和残障后所得到的人类生存曲线，即个人在良好状态下的平均生存年数，也就是老年人能够维持良好的日常生活活动功能的年限。健康预期寿命是卫生领域评价居民健康状况的指标之一，主要体现生命的质量。健康预期寿命的终点是日常生活活动能力（activity of daily living, ADL）的丧失，即进入寿终前的依赖期。因此，平均预期寿命是健康预期寿命和寿终前依赖期的总和，健康预期寿命占平均预期寿命的 80% ～ 90%。健康预期寿命是人口健康状况的一个综合指标，是可持续发展的目标之一。测定健康预期寿命的主要指标是日常生活活动能力（ADL）。

2023 年，世界卫生组织发布了《2023 年世界卫生统计》，根据该统计，日本的平均寿命为 84.3 岁，位居世界第一。瑞士位居第二，平均寿命为 83.4 岁，与日本相差约 1 岁。平均寿命超过 80 岁的国家有 31 个。排名前列的国家大多位于欧洲，亚洲方面，除了日本之外，新加坡和韩国也位居前列。

按性别分类，男性方面瑞士以 81.8 岁位居第一，女性方面日本以 86.9 岁位居第一，比排名第二的韩国高出 0.8 岁。日本男性的平均寿命为 81.5 岁，位居第二。

（二）老年人的年龄划分

人体衰老是一个渐进的过程。影响衰老的因素很多，人体各器官衰老的进度不一，个体差异较大。为科学研究和医疗护理等工作方便，常以大多数人的变化时期即日历年龄为年龄划分标准。

世界卫生组织（WHO）对老年人年龄的划分有两个标准：在发达国家将 65 岁及以上的人群定义为老年人，而在发展中国家则将 60 岁及以上人群称为老年人。

老年期是生命周期中的最后一个阶段，事实上对老年期还可以再划分为不同阶段。WHO 根据现代人生理心理结构上的变化，将人的年龄界限做了新的划分：44 岁以下为青年人，45～59 岁为中年人，60～74 岁为年轻老人（the young old），75～89 岁为老老年人（the old old），90 岁以上为非常老的老年人（the very old）或长寿老年人（the longevous）。

中华医学会老年医学学会于 1982 年做出了以下建议：我国以 60 岁及以上为老年人；老年分期按 45～59 岁为老年前期（中老年人），60～89 岁老年期（老年人），90 岁以上为长寿期（长寿老人），沿用至今。另外，民间传统以"年过半百"示意进入老年，并习惯以六十花甲、七十古稀、八十为耋、九十为耄代表老年不同的时期。

二、人口老龄化

（一）人口老龄化

人口老龄化（aging of population）简称人口老化，是指老年人口占总人口的比例不断上升的一种动态过程。老年人口在总人口中所占的百分比，称为老年人口系数（old population coefficient），是评价人口老龄化程度的重要指标。

人口老龄化是一种社会现象，是指人类群体的老化，即老年人口数量在社会总人口中达到一定比例，并续增长的过程。出生率和死亡率的下降、平均预期寿命的延长是世界人口趋向老龄化的直接原因。

（二）老龄化社会

人口老龄化，是过去和当前人口出生、死亡、迁移变动对人口发展的综合作用，也是经济增长和社会发展的结果。随着老年人口总数的增加，在社会中老年人口总数比例不断上升，从而形成了"老年型国家"或"老龄化社会"。WHO 对老龄化社会的划分有两个标准（表 1-1）。

表 1-1　老龄化社会的划分标准

类型	发达国家	发展中国家
老年人年龄界限	65 岁及以上	60 岁及以上
青年型（老年人口系数）	<4%	<8%
成年型（老年人口系数）	4%～7%	8%～10%
老年型（老年人口系数）	>7%	>10%

1．发达国家的标准

65 岁以上人口占总人口比例的 7% 以上，定义为老龄化社会（老龄化国家或地区）。

2．发展中国家的标准

60 岁以上人口占总人口的 10% 以上，定义为老龄化社会（老龄化国家或地区）。

（三）人口老龄化的现状与趋势

人口老龄化是世界人口发展的普遍趋势，体现了生命科学与社会经济的不断进步和发展。人口老龄化在全世界呈不可逆的趋势，联合国有关老龄化议题的报告中指出，人口老龄化现象是前所未有的，今后 50 年处于发展阶段的国家人口将迅速老龄化。

1．世界人口老龄化趋势与特点

（1）人口老龄化的速度加快：世界总人口以每年 1.09% 的速度增长，老年人口增长率在 2010—2017 年增至 3%。据最新公布的联合国人口预测修订版显示，预计到 2050 年全球老年人口数量将上升至 21 亿，较 2017 年增加 2 倍左右，人口老龄化率从 2017 年的 13% 上升到 25%。

（2）发展中国家老年人口增长快：从 20 世纪 60 年代开始持续到现在，发展中国家老年人口的增长率已是发达国家的 2 倍。目前 65 岁老年人口数量每月以 80 万的速度增长，预计到 2050 年，发达国家老年人口将从 2.62 亿增至 4.06 亿，而发展中国家将从 4.81 亿增至 16 亿，全球 80% 的老年人将生活在发展中国家。

（3）人口平均寿命不断延长：19 世纪许多国家的平均寿命只有 40 岁左右，20 世纪末则达到 60-70 岁。WHO 在 2020 年发布的报告显示，全球人口平均寿命在 2000 年至 2016 年间增加了 5.5 岁，达到 72.7 岁。日本女性平均寿命为 87.1 岁，瑞士男性为 81.2 岁，其中，寿命的最大增幅出现在非洲，当地人均寿命提高 9.4 岁，达到 60 岁。

（4）高龄老年人增长速度最快：1950—2050 年，80 岁以上高龄老人平均每年以 3.8% 的速度增长。2020 年全球 80 岁以上老年人口超过 1.46 亿，预计 2050 年将达 3.8 亿，在世界总人口中的占比将升至 4.3%。

（5）女性占老年人口中的多数：《2020 世界卫生统计报告》显示，全球人口平均寿命，女性 74.2 岁、男性 69.8 岁；日本居于首位女性 87.1 岁、男性为 81.1 岁；美国，女性 81.0 岁、男性为 76.0 岁；中国，女性 77.9 岁、男性 75.0 岁。这种性别差异致使多数国家老年人口中女性超过男性。

2．中国人口老龄化趋势及特点

《中国人口老龄化发展趋势预测研究报告》提出 21 世纪中国的人口老龄化可以划为三个阶段，从 2001 年到 2020 年是快速老龄化阶段，老年人口已达到 2.64 亿；从 2021 年到 2050 年是加速老龄化阶段，老年人口最终将超过 4 亿；从 2051 年到 2100 年是稳定的重度老龄化阶段，老年人口规模将稳定在 3 亿～4 亿。中国将面临人口老龄化和人口总量过多的双重压力□与其他国家相比，我国的人口老龄化社会进程有以下特点：

（1）老年人口规模宏大：第七次人口普查数据显示，我国 60 岁及以上人口为 2.64 亿，占总人口的 18.70%，其中 65 岁及以上人口为 1.91 亿，占总人口 13.50%。除西藏自治区外，我国大陆地区 65 岁及以上老年人口比重均超过 7%，其中，12 个地区 65 岁及以上老年人口比重超过 14%，老年人口规模呈现增量提速的发展态势。

（2）老龄化速度极快：65 岁以上老年人占总人口的比例从 7% 提升到 14%，发达国家用了 27 年（日本）～115 年（法国）的时间。《中国发展报告 2020：中国人口老龄化的发展趋势和政策》指出，中国将用约 23 年（1999—2022 年）完成这个历程，以全球最快的速度实现从老龄化社会向老龄社会的转变。

（3）高龄化、空巢化、少子化等问题并发：高龄老年人（80 岁及以上老年人）正以 2 倍于老年人口的速度增加，年均增长 100 万人的态势。民政部数据显示，目前中国城乡空巢家庭达 50%～70%，空巢老人数量超过 12 亿人。

（4）老龄化地区发展不平衡：表现为"农村比城市先老""东部比西部先

老""老龄化进程出现阶段性不均衡"等问题。国家应对人口老龄化战略研究表明,我国农村人口老龄化程度已经达到 15.40%,比全国 13.26% 的平均水平高出 2.14 个百分点,高于城市老龄化程度。从地区分布来看,东部和中部地区的人口老龄化形势相对严峻;从时间走势来看,东部地区人口老龄化正逐渐向中部和西部地区转移。

(5)人口老龄化超前于现代化:我国人口老龄化与社会经济发展水平不相适应。发达国家在进入老龄化社会时,人均国内生产总值(gross domestic product,GDP)一般在 5 000 ~ 10 000 美元;我国 2000 年刚进入老龄化社会时,人均国内生产总值仅为 1 041 美元,呈现出"未富先老"和"未备先老"的状态,老年人面临诸多问题和困难。这 20 年来,我国积极、科学、有效地应对人口老龄化有了长足的进步,2020 年我国人均 GDP 大幅增长至 10 484 美元,但经济发展压力依然存在。

(四)人口老龄化的主要影响

社会人口老龄化所带来的问题,不仅是老年人自身的问题,它牵涉到政治、经济、文化和社会发展诸多方面。人口老龄化对经济运行全领域、社会建设各环节、社会文化多方面乃至国家综合实力和国际竞争力都具有深远影响。

1. 社会负担加重

社会负担系数,即抚养比 / 抚养系数(bring up coefficient),是指非劳动力人口数与劳动力人口数之间的比率,总抚养系数等于老年人抚养系数与少儿抚养系数相加。随着老龄化加速,使劳动年龄人口的比重下降,老年抚养系数不断上扬,加重了劳动人口的经济负担。《2020 年度国家老龄事业发展公报》显示,全国(未统计港澳台)老年人口抚养比为 19.70%,比 2010 年提高 7.80 个百分点。

2. 社会保障费用增高

人口老龄化使国家用于老年社会保障的费用大量增加,医疗费用和养老金是社会对老年人主要的支出项目,加上各种涉老救助和福利,庞大的财政开支给各国政府带来沉重的负担。如我国的《财政蓝皮书:中国财政政策报告(2021)》显示,2020 年中央财政支出基本养老金 7 885.06 亿元、城乡居民医保补助资金 3 467.58 亿元、基本公共卫生服务补助资金 603.3 亿元。

3．老年人对医疗保健的需求加剧

随着老年人口增加和寿命延长，因疾病、伤残、衰老而失去活动能力的老年人显著增加。据第四次中国城乡老年人生活状况抽样调查结果显示，我国65岁及以上失能老年人将由2020年的1 867万人升至2050年的5 205万人左右；慢性病老年人、空巢老年人口分别都已超过1亿人口。衰老与老年慢性病消耗卫生资源多，不仅使家庭和社会的负担加重，同时也对医疗资源提出挑战，对医疗设施、医护人员、医疗保健和卫生资源的需求急剧增大。

4．社会养老服务供需矛盾突出

随着人口老龄化、高龄化、空巢化、家庭少子化，传统的家庭养老功能日趋减弱，养老负担越来越多地依赖社会。我国的养老服务资源不足，供需矛盾尤为突出。根据民政部不完全统计，截至2019年底，全国共有各类养老机构和设施20.4万个，养老床位合计775.0万张，每千名老年人拥有养老床位30.5张；养老护理员的数量不足60万人，按照国际上失能老人与护理员3∶1的配置标准推算，我国老年护理员缺口在1 000万人以上，可见养老服务的发展任重道远。值得期待的是，2019年民政部印发《关于进一步扩大养老服务供给促进养老服务消费的实范意见》，提出"2022年底前，培养培训1万名养老院院长、200万名养老护理员、10万名专兼职老年社会工作者"。希望各界共同努力逐步解决养老难题。

三、人口老龄化对策

全球面对日益增大的老龄化压力，各国政府根据其国情构建多支柱的养老保障体系。我国拥有14多亿人口，老龄化进程加快，劳动年龄人口减少，中国人口红利正在逐渐全面消退，面临比其他国家更大的压力，我国的应对策略必须具有战略性和前瞻性，因此，下面主要以我国为例介绍人口老龄化对策。

我国针对新时代人口老龄化的新形势新特点，党中央、国务院立足中华民族伟大复兴战略全局，坚持以人民为中心，为全面贯彻落实积极应对人口老龄化国家战略，让老年人共享改革发展成果、安享幸福晚年，于2021年11月印发了《关于加强新时代老龄工作的意见》。这个文件堪称应对人口老龄化的范例，简要介绍如下。

（一）指导思想和指导原则

以习近平新时代中国特色社会主义思想为指导，实施积极应对人口老龄化国家战略，把积极老龄观、健康老龄化理念融入经济社会发展全过程，促进老年人养老服务、健康服务、社会保障、社会参与、权益保障等统筹发展，推动老龄事业高质量发展，走出一条中国特色积极应对人口老龄化道路。同时遵循以下原则：全程加强党的领导，为做好老龄工作提供坚强的政治保证和组织保证；充分发挥政府主导作用；充分发挥市场机制作用，提供多元化产品和服务；建立基本养老服务清单制度；强化地方和部门在老龄工作中的职责，压实责任，推动落实。

（二）健全养老服务体系

1. 创新居家社区养老服务模式

以居家养老为基础，通过新建、改造、租赁等方式，提升社区养老服务能力，着力发展街道（乡镇）、城乡社区两级养老服务网络，依托社区发展以居家为基础的多样化养老服务。

2. 建立基本养老服务清单制度

各地要根据财政承受能力，制定基本养老服务清单，对健康、失能、经济困难等不同老年人群体，分类提供养老保障、生活照料、康复照护、社会救助等适宜服务。

3. 完善多层次养老保障体系

扩大养老保险覆盖面，逐步实现基本养老保险法定人员全覆盖。

（三）完善老年人健康支撑体系

1. 提高老年人健康服务和管理水平

在城乡社区加强老年健康知识宣传和教育，提升老年人健康素养；积极发挥基层医疗卫生机构为老年人提供优质服务的作用；加强国家老年医学中心建设；加强老年医院、康复医院、护理院（中心、站）以及优抚医院建设，建立医疗、康复、护理双向转诊机制；加快建设老年友善医疗机构，方便老年人看病就医等。

2．加强失能老年人长期照护服务和保障

完善从专业机构到社区、家庭的长期照护服务模式。依托护理院（中心、站）、社区卫生服务中心、乡镇卫生院等医疗卫生机构以及具备服务能力的养老服务机构，为失能老年人提供长期照护服务。稳妥推进长期护理保险制度试点，积极探索建立适合我国国情的长期护理保险制度。

3．深入推进医养结合

卫生健康部门与民政部门要建立医养结合工作沟通协调机制。进一步整合优化基层医疗卫生和养老资源，为有需求的老年人提供医疗救治、康复护理、生活照料等服务。

（四）构建老年友好型社会

1．加强老年人权益保障

加强老年人权益保障普法宣传；完善老年人监护制度；建立适老型诉讼服务机制，为老年人便利参与诉讼活动提供保障。

2．打造老年宜居环境

落实无障碍环境建设法规、标准和规范，让老年人参与社会活动更加安全方便；各地结合实际出台家庭适老化改造标准，鼓励更多家庭开展适老化改造。

3．强化社会敬老

实施中华孝亲敬老文化传承和创新工程。持续推进"敬老月"系列活动和"敬老文明号"创建活动；加强老年优待工作，并加强宣传引导，营造良好敬老社会氛围。

（五）促进老年人社会参与

1．扩大老年教育资源供给

将老年教育纳入终身教育体系，采取促进有条件的学校开展老年教育、支持社会力量举办老年大学（学校）等办法，推动扩大老年教育资源供给。

2．提升老年文化体育服务质量

各地要通过盘活空置房、公园、商场等资源，支持街道社区积极为老年人提供文化体育活动场所，组织开展文化体育活动，实现老年人娱乐、健身、文化、学习、消费、交流等方面的结合。

3. 鼓励老年人继续发挥作用

把老有所为同老有所养结合起来，完善就业、志愿服务、社区治理等政策措施，充分发挥低龄老年人作用。深入开展"银龄行动"，引导老年人践行积极老龄观，推进健康老龄化和积极老龄化。

老年人不只是被关怀照顾的对象，也是社会发展的参与者和创造者；健康老龄化也不只是我们的终极目标，让老龄人群持续迸发出积极的政治、经济和文化的影响力，进一步增强社会可持续发展的能力，使老年人成为社会发展的建设性力量，也是解决老龄化问题的重要途径。

第二节　老年护理学概述

老年护理学源于护理学和老年学，是一门跨学科、多领域并具有其独特性的综合性学科，与老年学、老年医学关系密切。

一、老年护理学及其相关概念

（一）老年学

老年学（gerontology）是研究人类老化及其所引起一系列经济和社会等与老年有关问题的综合性学科。它是一门多学科的交叉学科，涉及内容广泛，主要包括老年生物学、老年医学、老年社会学、老年心理学、老年护理学等。

（二）老年医学

老年医学（geriatrics）是研究人类衰老的机制、人体老年性变化规律、老年人卫生保健和老年疾病防治特点的科学，是医学中的一个分支，也是老年学的主要组成部分。它包括老年基础医学、老年临床医学、老年康复医学、老年流行病学、老年预防保健医学、老年社会医学等内容。

（三）老年护理学

老年护理学（gerontological nursing）是以老年人为研究对象，研究衰老过程老年人身心健康和疾病护理特点与预防保健的学科，也是研究、诊断和处理老年人对自身现存和潜在健康问题的反应的科学。它是护理学的一个重要分支，与社会科学、自然科学相互渗透。

老年人在生理、心理、社会适应能力各方面不同于其他年龄组的人群，同时老年疾病也有其特殊性，决定了老年护理学有自身的特殊规律。老年护理学的重点是从老年人生理、心理、社会、文化以及发展的角度出发，研究自然、社会、文化、教育、生理、心理等因素对老年人健康的影响，探求用整合护理手段或措施解决老年人现存和潜在的健康问题，同时，发挥老年人主动健康能动性，使老年人获得或保持最佳身—心—社会功能和健康状态，保持尊严和舒适生活直至安宁地离开人世。

二、老年护理学的范畴和特点

老年护理学起源于现有的护理理论和社会学、生物学、心理学、健康政策等学科理论。美国护士协会（American Nurses Association，ANA）于 1987 年提出用"老年护理学（gerontological nursing）"代替"老年病护理（geriatric nursing）"的概念，老年护理学涉及的护理范畴更广泛，包括评估老年人的健康和功能状态，制订护理计划，提供有效护理和其他卫生保健服务，并评价效果；强调维持和促进健康，治疗和康复，预防和控制由急、慢性疾病引起的残疾，协助自理和慢性病管理、为衰弱和自理能力缺失的老人提供医疗护理服务、姑息治疗和临终关怀等连续护理服务。

老年护理学具有较强的理论性、实践性和多学科性。老年人的个体和群体特点决定了老年护理学的特点。随着年龄的增长，老年人积累了大量的生活经验，同时也暴露于各种环境危险之下，带病生存是老年人群中的一个普遍现象，在高龄老年人中尤为常见，多种慢性病共存而导致了患病临床症状不典型、诊疗困难、多重用药、并发症多且严重等，这都提示了老年护理的复杂性。在老年护理学的理论构建与能力培养中需要考虑老年护理实践的特点。主张、主导多学科合作，在多种场所服务，强调团队合作关系，需要社会家庭的共同努力。

多学科合作是老年护理学的一个重要特点。因为老年护理涉及面广，包括疾病、功能状态、精神健康、社会经济体制、医疗体制、养老政策和法规、社会文化、伦理道德等，因而决定了老年护理必须与多学科进行合作，建立老年护理专业综合的教育系统，才能满足老年人多方面需求。在预防疾病、治疗护理、社会福利方面，与医学、护理学、社会学、心理学、经济学、宗教和伦理学等专家共同探讨问题的解决途径是至关重要的。

三、老年护理的目标与原则

每个人进入老年期都象征着一种成就，但随着年龄的增加，他们的身心功能会逐渐走向衰亡。尽管老年人面临多种老年期变化和慢性疾病的折磨，但老年护理的最终目标是提高其生活质量、保持最佳功能和舒适生活直至安宁离世。

（一）老年护理的目标

1. 增强自我照顾能力

面对老年人的虚弱和需求，医护人员常常寻求其他资源协助，很少考虑到老年人自身的资源。老年人在许多时候都以被动的形式生活在依赖、无价值、丧失权利的感受中，自我照顾意识淡化，久而久之将会丧失生活自理能力。因此，要善于运用老年人自身资源，以健康教育为干预手段，采取不同的措施，尽量维持老年人的自我护理能力，维持和促进老年人功能健康。

2. 延缓衰退及恶化

通过三级预防策略，对老年人进行健康教育和健康管理，改变不良的生活方式和行为，避免和减少健康危险因素的危害，做到早发现、早诊断、早治疗、积极康复，对疾病进行干预，防止病情恶化，预防并发症的发生，防止伤残。

3. 提高生活质量

护理的目标不仅仅是疾病的转归和寿命的延长，更需促进老年人在生理、心理和社会适应方面的完美状态，提高生活质量，体现生命意义和价值。避免老年人抱病余生，老年人要在健康基础上长寿，做到年高不老、寿高不衰，提高健康预期寿命，更好地为社会服务。

4. 安享生命晚年

对待临终老人，护理工作者应从生理、心理和社会全方位为他们服务。对其进行综合评估分析、识别、预测并满足其需求，在其生命终末阶段有陪伴照料，以确保老人能够无痛、舒适地度过生命的最后时光，让老人走得平静，给家属以安慰，使他们感受到医护人员对老人及其亲属的关爱和帮助。

（二）老年护理的原则

老年护理有着特定含义，是指为老年人提供医疗护理、预防保健、精神慰藉、康复娱乐等一系列服务，以促使其达到最佳身体、心理、社会功能状态。因此，老年护理工作有其特殊的规律和专业的要求，为了实现护理目标，在护理实践中还应遵循以下护理原则：

1. 满足需求

人的需要满足程度与健康成正比。因此，首先应以满足老年人的多种需求为基础。护理人员应当增强对老化过程的认识，将正常及病态老化过程及老年人独特的心理社会特性与一般为护理知识相结合，及时发现老年人现存的和潜在的健康问题和各种需求，使护理活动能提供满足老年人的各种需求和照顾的内容，真正有助于其健康发展。

2. 早期防护

衰老起于何时，尚无定论。又由于一些老年病发病演变时间长，如高脂血症、动脉粥样硬化、高血压、糖尿病、骨质疏松症等一般均起病于中青年时期，因此，一级预防应该及早进行，老年护理的实施应从中青年时期开始入手，进入老年期更加关注。要了解老年人常见病的病因、危险因素和保护因素，采取有效的预防措施，延缓老年疾病的发生和发展。对于有慢性病、残疾的老人，根据情况实施康复医疗和护理的开始时间也越早越好。

3. 关注整体

由于老年人在生理、心理、社会适应能力各方面与其他人群有不同之处，尤其是多病共存，疾病之间彼此交错和影响。因此，护理人员必须树立整体护理的理念，研究老年人健康的影响因素，提供多层次、全方位的护理。一方面要求护理人员对病人全面负责，在工作中注重病人身心健康的统一，解决病人的整体健康问题；另一方面要求护理业务、护理管理、护理制度、护理科研和护理教育各个环节的整体配合，共同保证护理水平的整体提高。

4. 因人施护

衰老是全身性的、多方面的、复杂的退化过程，老化程度因人而异；影响衰老和健康的因素也错综复杂，特别是出现病理性改变后，老年个体的状况差别很大，加上病人性别、病情、家庭、经济等各方面情况不同，因此，既要遵循一般性护理原则，又要注意因人施护，执行个体化护理的原则，做到针对性和实效性护理。

5．面向社会

老年护理的对象不仅是老年病人，还应包括健康的老人及其家庭成员。因此老年护理必须兼顾医院、社区、家庭和人群，护理工作场所不仅仅是病房，而且也应包括社区和全社会，从某种意义上讲，家庭和社区护理更加重要，因为不但本人受益，还可大大减轻家庭和社会的负担。

6．连续照护

随着衰老，加上老年疾病病程长，合并症、并发症多，后遗症多，多数老年病人的生活自理能力下降，有的甚至出现严重的生理功能障碍，对护理工作有较大的依赖性，老年人需要连续性照顾，如医院外的预防性照顾、精神护理、家庭护理等，因此，需要长期照护（long term care，LTC）。对各年龄段健康老人、患病老人均应做好细致、耐心、持之以恒的护理，减轻老年人因疾病和残疾所遭受的痛苦，缩短临终依赖期，在生命的最后阶段提供系统的护理和社会支持。

四、老年护理的专业定位和职业价值

（一）老年护理的专业定位

随着人口的老龄化与养老产业的发展，需要大批的老年护理专业护士和老年专科护士。通过 10 余年的探索，我国培养了一大批老年护理专业护士和老年专科护士，老年护理的专业定位可以面向各种形式的医院老年科、养老机构、社区养老护理岗位，培养具有护理学基本理论和专业知识，掌握老年人的身体、心理特点，具有规范熟练的基础护理和老年专科护理基本操作技能与良好的服务态度，并能顺利通过国家护士执业资格考试和老年护理专业培训的应用型护理人才。

（二）老年护理的职业价值

随着老龄化形势的加剧，各国不断出台加强老年护理事业发展的相关政策。如我国，《全国护理事业发展规划（2016—2020年）》中将逐步健全老年护理服务体系作为发展目标之一，要求大力推进老年护理，加强老年护理服务队伍建设；国家卫生健康委员会医政医管局2019年发布了《关于加强老年护理服务工作的通知》、2021年发布了《国家卫生健康委办公厅关于开展老年医疗护理服务试点工作的通知》等。由此可见，老年护理的职业价值得到政府和人民的高度重视，老年护理从业人员在积极应对人口老龄化中发挥着非常重要的作用，是老年人群健康服务的主力军。不同层次的老年护理人员在各自的岗位上为具有不同健康服务需求的老年人提供服务，体现自身的职业价值。如养老机构中的护理人员职业价值可体现在当老年人失去自理能力后依然能老有所养、老有所依；提高老年人的生活质量，维护老年人的尊严，缓解家庭养老的压力和困难，是国家开展社会化养老服务体系的最有力的支撑和保障。老年护理专业护士和老年专科护士的职业价值可体现在为老年病人解决一般临床护士难以解决的老年期所有的临床问题，提供更科学精准的老年人护理服务，满足老年人复杂的健康需求。

五、老年护理的道德准则和执业标准

护理从本质上说就是尊重人的生命，尊重人的尊严和权利。因此，护理是极其神圣、道德水准要求较高的职业。护理人员必须严格履行职业道德准则和执业标准。

（一）老年护理道德准则

老年人是一个庞大的弱势群体，由于他们生理、心理、社会的特殊性，使他们处于可能发生不良后果的较大危险之中，因而老年护理是一种更具社会意义和人道主义精神的工作，对护理人员的道德修养提出了更严格的要求。

1. 尊老爱老，扶病解困

中华民族历来奉行尊老、养老的美德，这种优良传统成为我国文化传统的主要内容之一，传承至今。1982年联合国大会批准《维也纳老龄问题国际行动计划》时，秘书长瓦尔德海姆就提出以中国为代表的亚洲方式，是全世界解决老年问题的榜样。老年人尤其是高龄老人有着特殊的需求，特别是对于日常生活照料、精神安慰和医疗保健三个基本方面的服务需求尤为迫切。广大护理工作者应倾心于此、尽力于此，无论是在医院还是在社区家庭，都应将尊老、敬老、助老的工作落到实处。为老年人分忧解难，扶病解困。老年人一生操劳，对社会做出了很大贡献，理应受到社会的尊重和敬爱，医护人员也必须为他们争取各种伦理和法律权利。

2．热忱服务，一视同仁

热忱服务是护理人员满足病人需要的具体体现。在护理工作中要注意老年人病情和心理的变化，始终贯彻诚心、爱心、细心、耐心的原则，尽量满足其要求，保证他们的安全和舒适；对病人应一视同仁，无论职位高低、病情轻重、贫富如何、远近亲疏、自我护理能力强弱，都要以诚相待，尊重人格，体现公平、公正的原则，并能提供个性化护理。

3．高度负责，技术求精

老年人对疾病的反应不敏感，容易掩盖很多疾病的体征，加之老年人病情发展迅速，不善于表达自己的感受，很容易延误病情。这不仅要求护理人员要具有娴熟的专科护理知识与技能，更重要的是强烈的责任心，在工作中做到仔细、审慎、周密，千方百计地减轻和避免后遗症、并发症，绝不能因为工作中的疏忽而贻误了病人的治疗。尤其是对待感觉迟钝、反应不灵敏和昏迷的老年病人，在独自进行护理时，要认真恪守"慎独精神"，在任何情况下都应忠实于病人的健康利益，不做有损于病人健康的事。精湛的护理技术是护理效果的重要保证。只有刻苦钻研护理业务，不断扩展和完善知识结构，熟练掌握各项护理技术操作，才能及时准确地发现和判断病情变化，恰当处理各项复杂的问题，也才能在操作中做到快捷、高效，最大限度地减轻病人的痛苦。

（二）老年护理执业标准

护理人员必须通过学校教育、在职教育、继续教育和岗前培训等方式增加老年护理的知识和技能。我国的老年护理执业标准正在研制中，目前主要参照美国的老年护理执业标准，该标准是 1967 年由美国护理协会提出，1987 年修改而成。它是根据护理程序制定的，强调增加老人的独立性及维持其最高程度的健康状态。

第三节　老年护理学的发展

老年护理学的发展起步较晚，它伴随着老年医学而发展，是相对年轻的学科。其发展大致经历了四个阶段。理论前期（1900—1955 年）：此期几乎没有任何理论作为执行护理实践活动的基础；理论初期（1955—1965 年）：随着护理学专业理论和科学研究的发展，老年护理的理论也开始研究、建立、发展，第一本老年护理教材问世；推行老人医疗保险福利制度后期（1965—1981 年）：此期老年护理的专业活动与社会活动相结合；全面完善和发展的时期（1985 年至今）：形成了较完善的老年护理学理论并指导护理实践。

一、我国老年护理学的发展

（一）发展历程

我国老年护理学的萌芽、诞生与发展经历了一个漫长的过程。

长期以来，老年护理是以医院护理占主导地位，如综合医院成立老年病科，开设老年门诊与病房，按专科收治和管理病人；大多数三级与二级医院相继建立了老年病科或老年病专科医院，按病情不同阶段，提供不同的医疗护理、生活护理、心理护理和临终关怀。医院老年护理对适应老年人的医疗需求发挥了重要的作用。但若患病老人长期住院，必然导致医疗照护成本不断攀升，加重政府和社会的负担。大多数老人由于经济收入有限，选择居家养老，由家属或保姆照顾，然而由于他 / 她专业知识不足和缺乏相应指导，老年人的健康需求难以满足，照护质量得不到应有保障。

1988 年我国第一所老年护理院在上海成立后，老年人专业护理机构逐步发展，各地相继成立了多种性质和形式的老年人长期护理机构，如老年护理院、老年服务中心、老年公寓、托老所等，为社区内的高龄病残、独居老人提供上门医疗服务和生活照顾；对重病老人建立档案，定期巡回医疗咨询，老年人可优先受到入院治疗、护理服务和临终关怀服务等。服务对象、内容和层次都有快速的拓展，逐渐在一定程度上适应人口老龄化的需要。

近年来，随着社区卫生服务的发展，"社区居家养老"成为我国政府引导的、服务范围广泛的养老护理的主体方向，社区护理已将老年护理服务融入居家环境中，建立以居家为基础、社区为依托、机构为支撑的养老服务体系，为广大老年群体提供专业化的健康与生活服务。

我国的老年学、老年医学和老年护理学等均起步较晚。20世纪80年代，随着中华医学会老年医学学会的成立和老年医学的发展，尤其是90年代以来，老龄化带来的一系列问题引起了我国政府对老龄事业的高度关注。在加强领导、政策指引、机构发展、国内外交流、人才培养和科研等方面，从国务院到国家卫生健康委员会、民政部、财政部、人力资源和社会保障部等各级政府部门都给予了关心和支持。先后发布了《中共中央、国务院关于加强老龄工作的决定》《国家积极应对人口老龄化中长期规划》《"十三五"国家老龄事业发展和养老体系建设规划》《关于促进护理服务业改革与发展的指导意见》《关于加强老年护理服务工作的通知》《关于加强老年人居家医疗服务工作的通知》《国家卫生健康委办公厅关于开展老年医疗护理服务试点工作的通知》等一系列相关政策文件，有力地推动老龄事业的发展。

我国先后建立了老年学、老年医学及其研究机构，与之相适应的老年护理也受到重视并快速发展，1996年中华护理学会提出要发展和完善我国社区的老年护理，学会于1999年增设老年（病）护理专业委员会，全国各省市自治区相继在护理学会成立老年护理专委会；2006年中国老年学和老年医学会成立老年护理分会；2016年中国老年医学会成立老年医疗照护分会。这些学会的职能主要是在国家卫生健康委员会的指导下，坚持以人民健康为中心，积极应对人口老龄化和实施健康中国战略，凝聚中国老年护理领域的核心力量，协助政府部门加快推动老年护理服务业发展，提高老年护理服务能力，精准对接老年病人多样化、多层次的健康需求。

随着老龄健康问题的多样化与复杂化，有关老年护理的研究如雨后春笋。特别是护理研究生教育中设立了老年护理研究方向，部分高校开展了老年护理方向硕士、博士培养。老年护理学的国内外学术交流也随即展开，有的院校或地区已与国外护理同行建立了老年护理相关教学、科研、护理服务等合作关系，先后开展了中日合作、中欧合作、中英合作、中美合作等老年健康护理相关国际合作研究项目，促进了我国老年护理研究与国际交流的发展。

（二）面临的问题和对策

人口老龄化带来最大的难题是日益增多的老年人口抚养和照护问题，特别是迅速增长的"空巢"、高龄和多病共存老人的照护服务需求、寿命延长与"寿而不康"造成多样且复杂的问题，给医疗卫生和护理体系带来巨大挑战。与发达国家相比，目前我国老年医学教育、老年护理教育滞后，既缺乏具有老年健康专业背景的老年医护工作者，更缺乏高层次的老年护理教学师资人才；老年护理专业人才的教育培养体系还有待完善；养老照护体系尚不健全；老年健康保障服务能力与老年人群需求不相适应；老年群体卫生服务资源远远不足。

积极应对人口老龄化已成为国家战略需求，以习近平同志为核心的党中央、国务院高度重视老龄工作，精心谋划、统筹推进老龄事业发展，国家出台了一系列指导性文件，强调把积极老龄观、健康老龄化理念融入经济社会发展全过程，加快健全社会保障体系、养老服务体系、健康支撑体系；着力解决老年人在养老、健康、精神文化生活、社会参与等方面的现实需求问题，深入挖掘老龄社会潜能，激发老龄社会活力，切实增强广大老年人的获得感、幸福感和安全感。在积极应对人口老龄化战略中，老年护理面临重任在肩巨大挑战的同时大有作为，广大从事老年健康服务的医护人员，需要携手努力探索与研究，健全我国老年护理的理论和技术，构建有中国特色的老年护理理论和实践体系，不断推进我国老年护理事业的发展，助力健康老龄化和健康中国的实现。

二、国外老年护理学的发展

因世界各国人口老龄化进程与程度、国家经济水平、社会制度、护理教育发展等不同，各国老年护理发展状况各有特点。

（一）老年护理专业化的发展

国外的老年护理已经历了几十年的发展，在老年护理实践、老年护理教育及老年护理学研究等方面都取得了良好的成效。

1. 老年护理实践的发展

老年护理学作为一门学科最早出现于美国，美国老年护理的发展对世界各国老年护理的发展起到了积极的推动作用。1900 年老年护理作为一个独立的专业需要被确定下来。在 20 世纪 60 年代，美国护士协会就提出发展老年护理专科护士，先后成立老年护理专科小组和老年护理专业委员会，这标志着老年护理真正成为护理学中的一个独立分支。

（1）老年护理实践的专科化：迄今为止，很多国家已成立了老年护理专业组织，提倡专业化的老年护理实践。这些组织制定了各国老年护理人员的能力与标准，保证老年护理实践的专业化、标准化和优质化，以提升老年人的照护质量。目前，多个老年护理专业组织已编写或修订老年专科技能、标准或指南，如美国护士协会和加拿大老年护理协会分别编写了《老年护理学实践范围与标准》、美国哈特福德老年护理基金会（Hartford Institutefor Geriatric Nursing，HIGN）联合美国护理科学院协会出版了《老年专科护士核心能力标准》、加拿大老年护理协会编写了《老年护理能力与实践标准》等。

国外老年护理人员的相关能力与标准主要分为基础和高级两个水平。针对基础性的老年护理实践标准，除了将老年护理技能纳入注册护士的培养课程外，医疗机构将其列入在职护士的继续教育中；高级老年护理能力与标准是基础性老年护理能力的延伸，护士必须在专科临床实践和不同照护模式的选择、管理、领导能力等方面具备丰富的老年护理知识和高级老年护理技巧，以应对老年人多变与复杂的照护需求。在许多国家已经有老年护理领域的高级实践护士、开业护士和临床护理专家，高级老年护理知识和技能是他们必备的条件。高级实践类护士要求具备硕士及以上学历，并须经过专业考试，以取得该专业方向的专业执照。目前，很多国家正在大力培养老年护理高级实践护士，有明确的注册流程和未来专业发展定位，吸引着更多的高级实践护士选择老年护理专科。

（2）老年护理实践中大力开展循证护理：老年循证护理的开展使得老年护理学发展成为一门以研究为基础的专科。美国哈特福德老年护理基金会管理的网站是一个大规模的老年循证护理数据库，提供老年护理实践中常见问题的循证护理知识、评估工具和实践指南等，被世界范围内的老年护理人员所获取并在实践中应用。针对如何把循证应用在老年护理实践中曾成为老年护理实践的热点之一。2001 年苏格兰进行了一个为期 6 年的老年循证护理推广项目，通过发展沟通机制、研究知识转化过程和提供实践学习途径、支持老年专科病房、日间医院、养老院等推行老年循证护理，证明老年护理实践中循证护理应用的可行性和所带来的益处，如可以提高对老年人的照护质量，增强老年护理实践护士的专业能力和水平，减少护士的流失，提升护理服务资源的利用率，促进老年护理服务的标准化和经济化等。2017 年 WHO 发布了老年综合护理循证指南，该指南的发表为老年护理从业人员提供了基于最佳证据的实践指导，有助于提高老年人的生活质量。

（3）老年护理实践中专科护士角色的多样化：国外老年护理专科护士的工作角色多样且范围广。老年人除了身心功能逐渐衰退外，大多与慢性病终身共存，因此需要连续性照护，老年专科护士的工作场所，除了传统的医院外，还扩展到养老机构、社区、居家等涉及老年人照护的地方。除了一般的护理工作范畴外，老年专科护士还需要在老年人照护中承担独特的责任和功能角色：如在老年人初级卫生保健工作中，协助老年人改善并保持良好的生活方式，降低行为风险及老年病的患病率和残障率；承担相关的风险评估工作，利用系统的评估工具，及早辨识患有老年综合征和长期慢性疾病的高危老年人，并给予适当的预防护理以减少相关并发症发生；为非正式照顾者如家庭照顾者和护工等提供教育培训和咨询，帮助其掌握相关护理技巧，了解他们的需要和减轻其照顾负担；承担跨专业协作任务，与不同专业团队成员讨论老年人的多方面需要并合作制订综合性的照护计划；评估老年人的护理服务需要，管理老年人由医院到家庭或护理院的护理安排和转介，追踪护理进展并了解转介成效，确保老年人得到妥善的服务和持续的护理；在临终关怀期，协助老年人及其家人面对临终阶段，让老年人能舒适、安静和有尊严地面对死亡；另外，老年专科护士已经开始积极参与社会性活动，向社会人群宣传健康老龄化、积极老龄化的理念，提倡尊重老年人和保护老年人应有的权利。

2. 老年护理教育的发展

随着老年人口与日俱增和医疗需求的日益凸显，各国更加重视老年医学和护理教育的发展。国外大部分国家已将老年护理课程作为护士注册前的必修科目并包括老年护理理论和临床实践两部分，促进了老年护理教育进一步发展。美国护理院校联合会制定了《本科生老年护理能力及课程设置指南》，以规范老年护理的相关知识和技能在注册护士课程中的比例。WHO 在欧洲地区也发表了护士注册后接受继续教育的《老年护理专科课程指南》，阐述了老年护理专科课程的主要核心内容，如老年护理学理论及概念，老年人的生理、心理、社会及精神健康的护理，决策技能，领导力及资源管理等，使专科护士能扎实掌握老年护理的专业技能。各大护理院校已在研究生院开设老年护理学方向的硕士和博士课程，培养老年护理领域的临床专家和学术专家。从老年护理学的教育发展趋势上看，除了继续整合护士注册前课程，突出老年护理学的专业特色外，国外护理教育者还在不断创新老年护理课程的教学模式，探讨如何有效激发护理学生的兴趣，培养他们对老年护理持有正面的责任感和积极的态度，在毕业前做好心理和知识上的准备，也是老年护理教育进程中的一大热点议题。

为解决老年护理高级专业人才严重不足的问题，美国护理教育机构和相关护理组织开始实施一系列的行动策略。如将成人高级实践护士和老年高级实践护士的专业资格认证合并成单一的高级护理专业认证，命名为"成人—老年高级护理实践护士"以整合人才资源；增设老年护理领导力的课程建设，课程内容重点可根据老年科护士的不同工作范围和职责进行调整，临床老年科护士的培训需要侧重如何推广和提供高质量的老年护理服务，应对难以处理的老年个案等管理技巧；管理层的老年护理专科护士则着重于组织和管理的领导技巧培训，以及老年护理的成本效益和复杂的医疗保险补偿机制等的深入探讨。

3．老年护理研究的发展

国际上已经有多种以老年护理为专题的同行评审国际期刊发行，肯定了老年护理学的国际学术地位和研究实力。国际上，老年护理学领域的研究范畴主要涉及以下几个方面：①老年护理实践直接相关护理研究主题，如探讨预防或管理老年综合征和老年常见疾病的临床护理措施，改善初级卫生保健措施以减少养老院老年人使用急诊医疗服务资源等；②针对老年护理领域热点问题进行跨专业的合作研究，如老年护理研究人员与临床医学、社会学、心理学、政治学等专业人士进行合作研究临终关怀、老年护理伦理、健康老龄化（healthy aging）、原居安老（aging in place）和生活质量等课题；③围绕老年人及其照顾者开展相关研究，如老年人的患病体验，老年人及家人对生前预嘱的看法等；④多元文化与老年护理的关系研究，如不同种族老年群体的衰老经验和态度、不同老年群体对护理治疗方法的效果比较等；⑤老年护理人力资源相关研究，如注册护士在养老院的工作成效、老年护理开业护士的临床实践特点等；⑥老年护理教育研究，如探讨如何提升学生的老年护理相关知识和相关护理态度，比较不同理论和临床教学方法的成效等，进行老年护理课程改革，有效培养老年护理专业人才；⑦循证依据转化相关研究，如加拿大的国家老年照护创新中心将研究成果转化为一系列如文字工具和电子锦囊等用于社区老年人的照护，并评价其效果，从而产生护理新知识和工具，提升老年护理水平。

（二）不同国家的老年护理特色

目前世界多数国家都已进入老龄化社会，虽然国情不同，但应对人口老龄化的基本护理模式相似，即急性期照护、长期照护及临终关怀/安宁疗护等分级照护模式，其中，以社区居家照护为主、机构护理为辅的长期护理是最具特色的老年人照护模式，国际上通称为"long term care"。各国根据国情建立了较完善的老年护理体系，并形成了各自的特色护理模式。

1. 日本的连续性老年护理服务

日本是老龄化最严重的国家，老年护理发展迅速，通过对老龄化问题的探索，建立了集疾病护理、预防保健和生活照料为一体的照护系统，提供"医院—护理机构—社区家庭"的连续性老年护理服务（由专业的团队提供生活照护、护理和医疗服务）。家庭护理制度日趋完善，对家庭护理的对象、内容、流程、方式、从业人员要求以及收费（护理保险）等都有明确具体的规定。护士根据主治医师的治疗保健方案，定期上门服务，为需要服务的老人提供各种相应的基础护理、康复指导、临终关怀及腹膜透析等专科护理服务。

日本老年护理的迅速发展得益于较完善的各种政策制度的支持，尤其是2000年实施的《护理保险法》。该法律明确规定，对"处于需要照护状态"的老人，在他们需要时，"有必要为其提供享受保健医疗服务和福利服务时的费用"。保险的形式为强制性保险，具体内容包括访问护理、日间照护服务、短期入住疗养设施（如养老院等养老设施）、医疗护理、居家生活照料服务等。此外，日本老年护理服务理念鲜明，即以支持老年人自立为基本理念，将康复和自理训练融入一切活动中。服务机构内所有设施均以鼓励老年人进行力所能及的自理生活，进行残存功能的保持训练为设计理念，按照护理保险认定的护理等级提供不同程度的协助或特别设施。

2. 美国的多元化护理服务

美国的老年护理保险实施的是商业保险，通常老年人根据自己的身体状态和经济条件选择不同级别的养老机构进行老年护理，从而促进了美国老年护理服务的多元化。除了医院的老年护理之外，还有以下几种护理模式：①家庭健康护理——这是最基本的老年护理形式，通常由专业机构提供服务，也可从注册的私人开业者处获得；②机构性专业护理——是由政府出资兴办的护理之家、康复中心、医护型老年公寓，主要对医院外需要连续性照顾的老年人提供服务，居住者多为患有慢性病的老人、出院需康复护理的老年病人；③依托社区的居家护理——老年人可以选择在社区中心还是在自己家中接受统一安排的护理服务，社区服务中心有许多义务健康教育者，为老年人提供健康保健及生活服务；④依托于各种慈善机构的老人院、日间照护中心、起居协助中心等，代替子女照顾需要护理的老人。

3. 瑞典的网络化服务管理

瑞典的老年护理服务由政府管理和公共财政支出，建立了完善的老年护理服务网络和机构。20世纪90年代初期就建立了国家、地区各级健康护理管理委员会，主要负责家庭护理、护理院及其他老年护理机构的事务。老年人只要自己提出申请得到核实批准，就有护理人员到家中提供医疗护理、生活护理等服务，并免费享受。对有需要的老人配有专门的警报器，监护部门可以全天候监测警报和呼叫；对需要住院治疗的老年人有明文规定，如在上一级医院就诊后需要住院的，原居住地的医疗保健服务点或医疗保健中心必须在4天内为老人安排到位，否则将调走该位老人住院所需的医疗保险金。

4. 挪威的安全快捷护理服务

挪威对老年人照顾和护理主要通过居家养老、老年中心、老人护理院和老年疾病医院4种形式进行。居家养老即家庭病床，每位老人均有固定的社区医生、社区护士为老人提供24小时的服务，政府为每一位75岁以上居家养老的老年人免费配备一个随身携带的安全报警器，如突发特殊情况时，老人可启动警报器，专业人员通过网络定位快速赶到现场施救；10%左右的挪威老年人住在老年护理院，由多学科医护人员提供全面的服务；老年疾病医院设有独立的老年失智症、老年脑卒中、老年康复等病房。此外，还有志愿者直接进入老年机构或家庭，开展面对面助老活动，如读报、料理家务等。

以上经济发达国家的老年护理服务发展迅速，护理理念和实践水平居于世界先进行列，特别是他们应对人口老龄化的策略值得我们学习和借鉴。如制定相应的法律法规和保险制度以规范老年护理服务；长期护理服务内容全面，形式多样；服务对象评估、分级制度各具特色；从业人员有完备的资格准入制度，多学科合作的职业团队提供专业服务；各种辅助人员和志愿者组织作为老年护理的强大支持力量；健全的服务监督、网络管理制度以及有效的财政支持等。

从国内外老年护理发展的历程来看，创建老年人"急性期—中长期—终末期"的分级连续护理模式是老年护理发展的主要趋势。特别是以居家照护为核心的长期护理模式，不仅符合老年人的身心健康需求，也有利于卫生资源的有效分配。如何培养老年人分级照护的专业人才是《老年护理学》教育的主要任务。让我们共同努力，为促进老年护理学科的进步和老年护理事业的发展贡献智慧和力量。

第二章

老年护理相关理论

第一节 老化的生物学理论

从生物学角度来看，老化（aging）或衰老是指生物体生长发育到成熟期以后，随着年龄的增长，在形态结构和生理功能方面出现的一系列退行性变化及机体功能的逐渐丧失。老化的生物学理论又称为生物老化理论（biological aging theories）。其重点探究老化过程中生物体的生理改变的特性和原因。迄今，科学家根据各自的研究结果，提出了种种关于老化的学说或理论，但没有一种学说可以全面阐述人体老化的机制。现有的生物老化理论可分为随机老化理论（stochastic theories of aging）与非随机老化理论（non-stochastic theories ofaging）两类。

一、随机老化理论

随机老化理论认为老化的发生是随机损伤积累的过程。随机老化理论的代表主要有体细胞突变理论（the somatic mutation theory）、分子交联理论（thecross-link theory）和自由基理论（the free radical theory）等。

1. 体细胞突变理论

Failla 和 Sziland 最早提出体细胞突变理论。该理论认为人体衰老的重要原因在于体细胞会发生自发性突变，随后突变细胞继续分裂，直至器官功能失调甚至完全丧失。但这一理论尚未得到有效证据支持。

2. 分子交联理论

由 Bjorksten 于 1942 年提出。该理论认为随时间推移及年龄增长，由于机体长期暴露于含有化学物质和放射性物质的环境之中，生物体内的脂肪、蛋白质、碳水化合物以及核酸会形成交联，而这些交联形成最终会导致组织的弹性下降，僵硬度增加（如血管硬化）。此理论可用于解释老年人为什么会发生皮肤松弛和动脉粥样硬化。

3．自由基理论

1956 年，Harman 正式向科学界提出了自由基理论，从分子水平揭开了随机老化理念的序幕。该理论认为衰老是由于自由基损伤机体所致。生物代谢过程中，细胞就会产生自由基，它是机体代谢的正常中间产物。同时，机体内存在相应的抗氧化防御系统以保证清除过多的自由基。正常情况下机体内自由基的产生和清除处在一种动态平衡状态。随着年龄的增长，机体内抗氧化防御系统功能减退，造成自由基堆积而产生氧化应激损伤，引起体内各种生理功能障碍，最终加速了机体的老化与死亡。自由基理论已成为最受关注的老化理论之一。

二、非随机老化理论

非随机老化理论认为与年龄相关的分子和细胞水平的变化都是固有的或预设的，是受程序控制的，即老化是程序控制的过程。非随机老化理论的代表主要有神经内分泌理论（neuroendocrine theory）、免疫理论（immunological theory）、基因程控理论（theory of programmed cell death）以及端粒 - 端粒酶假说（telomere-telomerase hypothesis）等。

1．神经内分泌理论

该理论认为，在中枢神经系统的控制下，通过神经内分泌系统的调节，机体完成其生长、发育、成熟、衰老乃至死亡的一系列过程。下丘脑是调节全身自主神经功能的中枢，起着重要的神经内分泌换能器作用。随着年龄的增长，下丘脑发生明显的老化改变，细胞受体的数量减少，反应减退，与神经内分泌调控有关的酶合成功能减退，神经递质含量及代谢改变等，这些改变影响了其他内分泌腺的功能及多种代谢，使机体的新陈代谢减慢及生理功能减退，从而引起衰老和死亡。

2．免疫理论

Walfbrd 于 1962 年提出了免疫理论。该理论认为，发生老化的基础是免疫系统功能的逐渐下降，老化不是被动耗竭而是由免疫系统介导的主动的自我破坏。主要依据是：①老化过程中免疫功能逐渐降低。如胸腺随年龄增长而逐渐萎缩，使 T 细胞数目减少且功能下降，对微生物、病原体等感染的抵抗力降低，机体容易患病等。②自身免疫在导致老化过程中起着重要作用。老化过程中，T 细胞功能低下，不能有效抑制 B 细胞，导致自身抗体产生过多，使机体自我识别功能障碍，从而诱发一些严重疾病，加剧组织的老化。如老年人常见的风湿性关节炎被认为是免疫系统自身攻击的结果。但是，免疫功能降低是否为老化的原发因素有待进一步探讨。

3. 基因程控理论

在诸多老化的生物学学说中，基因程控理论受到了广泛的关注，研究得也比较充分。基因程控理论于 20 世纪 60 年代由 Hayflick 提出。该理论认为，生物体的老化恰如计算机编码的程序控制一样，是在基因控制下，按照预定的程序进行的。生物的最高寿命呈现种属特异性，表明存在着影响基础衰老速率和长寿的种属特异性基因。该理论常用来解释不同种类的生物有不同的寿命。尽管高等动物的衰老与各种病理情况的逐渐积累有关，但是它们至少部分地受到遗传的控制，例如家族性高胆固醇血症 b

4. 端粒—端粒酶假说

1973 年，前苏联科学家 Olovnikov 提出了老化的端粒－端粒酶假说。端粒是真核生物染色体末端由许多简单重复序列和相关蛋白组成的复合结构，具有维持染色体结构完整性和解决其末端复制难题的作用。端粒酶是一种逆转录酶，由 RNA 和蛋白质组成，以自身 RNA 为模板，合成端粒重复序列，加到新合成 DNA 链末端。该假说认为，细胞在每次分裂过程中都会由于 DNA 聚合酶功能障碍而不能完全复制它们的染色体，最后复制的 DNA 序列可能会丢失。因此，细胞每有丝分裂一次，就有一段端粒序列丢失，当端粒缩短至一定的长度时，便不能再维持染色体的稳定，细胞就开始衰老甚至死亡。研究表明，老年人的端粒与青年人的端粒相比明显缩短，可见端粒长度与细胞寿命存在着一定的相关性。尽管大量实验说明端粒、端粒酶活性与细胞衰老及永生有着一定的联系，但是许多问题用该假说还不能解释。

三、老化的生物学理论与护理

老化的生物学理论主要研究和解释老化过程中生物体的生理改变的特性和原因，尽管目前仍没有一种理论可以全面阐述人体老化的机制，但以下观念已形成共识：①生物老化影响所有有生命的生物体；②生物老化是随着年龄的增长而发生的自然的、不可避免的、不可逆的以及渐进的变化；③机体内不同器官和组织的老化速度各不相同；④生物老化受非生物因素的影响；⑤生物老化过程不同于病理过程；⑥生物老化可增加个体对疾病的易感性。老化的生物学理论可帮助护士正确认识人类的老化机制，在护理实践活动中更好地服务于老年人。如在对老年人进行健康评估时，正确判断体格检查和实验室检查结果，既要考虑到疾病引发的改变，也要想到生理老化所致的改变。如正常老年人可出现碱性磷酸酶轻度升高，但中度升高则应考虑为病理状态。

护士可借助各种生物老化理论，结合不同个体的生理心理表现、生活经历及文化程度，指导老年人正确面对老化甚至死亡，让老年人了解到老化与死亡是不可避免的，人不可能"长生不老"或者"返老还童"。同时，在疾病护理及健康宣教的过程中，护士也可以借助这些理论，解释老年人一些生理改变及疾病发生的原因。如应用分子交联理论解释动脉粥样硬化的原因，以及应用免疫理论解释老年人对某些疾病易感性的改变。

第二节　老化的心理学理论

老化的心理学理论重点研究和解释老化过程对老年人的认知思考、心智行为与学习动机的影响。目前没有一种心理学理论专门研究和解释老年期的特有现象，较多应用于老年护理研究与实践的心理学理论主要有人格发展理论和自我效能理论。这些理论可以帮助护士理解老年人的心理特点及其对健康的影响，制订出更为合理的"以人为中心"而非单纯"以疾病为中心"的护理计划。

一、人格发展理论

人格是指人与人之间在心理与行为上的差异。弗洛伊德于 19 世纪末 20 世纪初创立了科学心理学史上的第一个人格心理学体系，即精神分析，又称发展理论。弗洛伊德认为，婴幼儿期是人格发展的最重要阶段，一个人出生之后长到 6 岁时，其人格的基本模式就大致形成了。他强调婴幼儿期的生活经验对人格发展的重要意义，认为一个成人的人格适应问题，追根溯源常可以从其童年生活中找到原因，主张人格发展经历 5 个阶段，即口唇期、肛门期、性蕾期、潜伏期和生殖期。这一理论至今在老年护理实践中仍有应用，比如用回归口唇期来解释老年痴呆患者的"异食癖"行为问题。

不过，弗洛伊德的理论忽略了人格发展的终身性。20 世纪 30 年代，出现了以霍妮（Karen Horney）、弗洛姆（Eric Fromm）和艾里克森（E.H.Erikson）等人为代表的美国新精神分析，他们的理论虽侧重点不同，但有一个基本共同点，即重视自我在人格结构中的作用，强调社会文化因素对人格形成发展的作用。其中艾里克森提出的以自我为核心的人格发展的心理社会理论（psychosocial theory）在老化的研究和实践中应用最为普遍。

艾里克森认为人格是终身发展的，人格的发展必须包括机体成熟、自我成长和社会关系三个不可分割的过程。每一过程必须以其他两个过程为前提，在不断交互作用中向前发展。因此，根据这三个过程的演化，他将人格发展从出生到死亡分为 8 个主要的阶段：婴儿期、幼儿期、学龄前期、学龄期、少年期、青年期、成年期和晚年期，表明一个完整的过程。艾里克森创造性地提出了人格发展的后三个阶段，描述了人格的终身发展过程。他认为，老年期的任务是发展自我整合，否则会出现绝望。他认为老年人在此期会回顾自己过去的经历，寻找生命价值，以便接受渐进死亡的事实。老年人会努力达到一种整合感，一种生命的凝聚及完整感。若未达成，则感到彻底的绝望。自我整合也是接纳生命的意思，这是前 7 个阶段的成熟期，包含完整的意思，表示能以成熟的心灵和威严，不畏惧死亡的心态来接纳自己，作自我肯定，也意味着对过去所发生的事件，不心存懊悔，且对未来生活充满乐观和进取的心态，学会面对死亡。绝望是接纳生命的反面，是指个体在老年时期觉得其一生不如意，但时间又太匆促，没有机会重新选择可以接受的生活，以后也不会有什么值得追求的，而充满失望和无力感。艾里克森认为绝望之所以发生，是由于心智不够成熟，而成熟的心智是建立在生命的各个发展阶段心理危机任务的完成。因此，老年人能否成功整合和其人生早期发展任务的成功与否有关。老年人的发展危机，常常也是其个人所经历的许多心理社会危机的顶峰。

1963 年，Butler 根据艾里克森的心理社会发展理论提出了怀旧治疗的设想。怀旧治疗又称回忆疗法（reminiscence therapy），现已作为一种有效的护理干预措施被美国护理措施分类系统（nursing intervention classification，NIC）收录，成为老年护理专科领域的核心措施之一，其被定义为：运用对过去事件、感受和想法的回忆，以促进人们改善情绪、提高生活质量或适应目前环境。怀旧治疗可分为基本层次和深入层次的怀旧治疗。前者主要着重于鼓励老年人重温过去的事件和经验，重新感受该事件带给他们的喜怒哀乐；以及鼓励老人与他人分享这些经验，以增进彼此了解，强化相互关系。深入层次的怀旧即"人生回顾"（life review），主要通过帮助老年人回忆过去的人生困难或挫折，协助他们接纳自己的过去，确认自己一生的价值，从而能坦然面对将来的死亡。Butler 认为怀旧是老年人人生回顾的正常方式，老年人回顾是不断地回溯过去的人生体验，重新回忆过去尚未解决的矛盾冲突。如果老年人成功地将这些矛盾、冲突、恐惧等重新整合起来，对其人生将会具有很重要的意义。由于老年人习惯于通过回忆过去，使用熟悉的知识技能和思维方式来培养稳定的行为模式，以应对老化。回忆疗法通过分析和评价的观点来回顾过去，帮助老年人达到自我的整合，并将过去的生活视为有意义的经验，从中获得人生的满足感及自我肯定。

二、自我效能理论

自我效能（self-efficacy）由美国心理学家、社会学习理论的创始人班杜拉（Bandura）于 1977 年提出的。1986 年，班杜拉在其著作《思想和行为的社会基础》中，对自我效能感做了进一步的系统论述，使该理论的框架初步形成。自我效能是社会学习理论框架中的一个核心概念，是个体对自己执行某一特定行为的能力大小的主观判断，即个体对自己执行某一特定行为并达到预期结果的能力的自信心。班杜拉认为，人类的行为不仅受行为结果的影响，而且受人对自我行为能力与行为结果的期望的影响。他发现，即使个体知道某种行为会导致何种结果，但也不一定去从事这种行为或开展某项活动，而是首先要推测一下自己行不行？有没有实施这一行为的能力与信心？这种推测和估计的过程，实际上就是自我效能的表现。所以，人的行为既受结果期望的影响，更受自我效能期望的左右，自我效能是人类行为的决定性因素。

自我效能被广泛应用于理解人的健康行为和促进行为改善方面。班杜拉自己也对自我效能对健康行为的影响进行了大量的研究，认为自我效能感可以直接通过影响健康目标、结果预期、社会结构性的健康行为促进和妨碍因素而间接影响人的健康行为（图 2-1）。

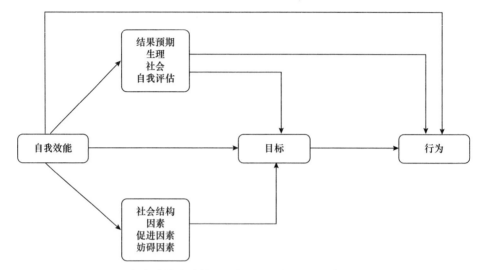

图 2-1　自我效能感直接和间接影响健康行为习惯的结构路径

提高自我效能（self-efficacy enhancement）作为一种有效的护理干预措施，已被 NIC 收录，成为老年护理专科领域的核心措施之一，其被定义为：增强个人对执行健康行为能力的自信心。老年人由于年龄增长及生理性老化现象的出现，与青年人相比，其自我效能感显著下降，特别表现在记忆和学习等方面。这种自我效能感的下降，会直接或间接影响老年人的健康行为习惯或疾病康复的信心。例如，有些老年人因为对自己的体能耐力缺乏信心，而不愿意参加户外活动；而另一些老年人可能因为记忆下降、反应力减弱，不愿与他人交往，刻意减少外出及活动。护士可以自我效能理论为指导，分析影响老年人有效活动的原因，并有针对性地设计促进老年人活动的干预项目。

三、老化的心理学理论与护理

根据老化的心理学理论，护士在为老年人提供服务时，不仅要关注老年人各脏器、系统的结构及其生理功能的退行性改变，还应关注老年人的心理健康问题。老化的心理学理论作为临床实践活动的指南之一，为护士提供评估心理健康的方向，指导健康问题的分析与诊断，帮助制订科学合理的护理计划，指导护理效果的评价。

人格发展理论已被广泛应用于老年护理研究及实践之中。既可以应用弗洛伊德的人格发展理论来解释老年痴呆患者的某些"返老还童"的行为问题，也可以用艾里克森的发展理论理解普通老年人的思想及行为，协助老年人完成生命总结回顾，在出现发展危机的时候提供适当护理支援，使老年人成功自我整合及坦然面对老化甚至死亡。

在护理实践中，护理对象的主动参与是干预成败的关键。自我效能理论提示在老年护理评估和计划时，必须审视所制订的策略和措施是否适合老年人的个体需求，如何增强老年人执行健康行为以及接受治疗或护理干预的信心。通过评估老年人的自我效能水平，分析影响自我效能的主要因素，有针对性地提出提高老年人自我效能水平的干预措施，以此来提高护理服务的质量，对临床护理工作具有积极的指导意义。

第三节　老化的社会学理论

老化的社会学理论主要研究、了解及解释社会互动、社会期待、社会制度与社会价值对老化过程适应的影响。标志性的理论有隐退理论、活跃理论、次文化理论、交换理论、现代化理论、社会环境理论、年龄分层理论和持续理论等。本节主要描述与护理活动关系较为密切的隐退理论、活跃理论、持续理论和次文化理论。

一、隐退理论

隐退理论（disengagement theory）于 1961 年由卡明（E.Cumming）和亨利（W.Henry）提出。该理论认为社会平衡状态的维持，决定于社会与老年人退出相互作用所形成的彼此有益的过程。这一过程是社会自身发展的需要，也是老年人本身衰老的必然要求。隐退理论的前提是：①隐退是一个逐渐进行的过程；②隐退是不可避免的；③隐退是双方皆感满意的过程；④所有社会系统都有隐退的现象；⑤隐退是一种常模。此理论认为，老年期不是中年期的延续，老年期有自身的特殊性，老年人逐步走向以自我为中心的生活，生理、心理以及社会等方面的功能也逐步丧失，与社会的要求正在渐渐拉大距离。因此，对老年人最好的关爱应该是让老年人在适当的时候以适当的方式从社会中逐渐疏离，不再像中年期或青年期那样拼命奋斗。此外，一个社会要保持持续的发展，就必须不断地进行新陈代谢。进入老年社会，就像选手将接力棒交给下一个选手一样，自己从社会角色与社会跑场中隐退，这是成功老化所必须经历的过程，也是一种有制度、有秩序、平稳的权利与义务的转移。这个过程是促进社会进步、安定、祥和的完善途径，也是人类生命世代相传，生生不息的道理。此理论可用于指导老年人适应退休带来的各种生活改变。

该理论的缺陷是很容易使人将老年人等同为无权、无能、无力的人，使社会对老年人的漠视合情化、排斥合法化、歧视合理化。

二、活跃理论

活跃理论（activity theory）又称活动理论，1961 年由 Havighurt 提出。其主要的论点是认为老年是中年期的延伸，主张老年人应与中年时代一样从事社会上的工作及参与社会活动。而且，社会活动是生活的基础，对各个年龄阶段的人来说都同样重要。对于一个正在变老的人，活动尤为重要，是老年人认识自我、获得社会角色、寻找生活意义的主要途径。老年人生理、心理和社会等各方面的健康均有赖于继续参加活动。

Havighurst 等于 1963 年、1968 年发表的美国堪萨斯市成人生活研究中指出，参加志愿者组织、教堂等各项活动的老人，能够显示多元且丰富的创造性角色（productive roles）和自我定位。其研究结果支持活动理论的观念，即高龄者若能积极参与社会活动，将可满足其心理及社会层面的需求，并增进生活的适应与生活满意的程度。在现实生活中也不难发现老年人常常有一种"不服老"的感觉，一些老年人常常有一种急迫"发挥余热"的冲动。

从活跃理论的观念来看，老年人在心理和生理上仍有继续活动的需求与必要，只有持续参与社会活动，才能保持身体健康，获得人际关系，以提升生活品质。这一理论可以帮助护士在照护老年人的过程中更好地理解老年人的需求。但是活跃理论亦有一定缺陷，没有注意到老年人之间的个体差异，不同的老人对社会活动的参与要求是不同的；同时，活跃理论也没有注意到年轻老人与高龄老人的差别，这两个年龄组的老人在活动能力和活动愿望上差别都是很大的，不可一概而论。

三、持续理论

持续理论（continuity theory）是从 Havighurst 等关于美国堪萨斯市成人生活研究中发展出来的理论，1971 年由 Atchley 正式提出。持续理论较活跃理论更加注重的是老年人的个体性差异，它以个性的研究为理论基础，主要探讨老年人在社会文化约束其晚年生活的行为时，身体、心理及人际关系等方面的调适。该理论认为，随着年龄增长，个人面对老化会倾向维持与过去一致的生活形态，并积极寻找可以取代过去角色的相似生活形态与角色，这是老年人于环境中维持老化适应的典型方式。

如果一个人在成熟阶段有稳定坚定的价值观、态度、规范和习惯，就会将这些融入其人格与社会适应中。因此，老年时期只要延续中年时期的爱好、习惯，或者寻找一些替代性的活动以代替失去的或改变的角色，即能获得成功的老化。老年人退休后，会产生过多的空闲时间，根据持续理论的观念，老年人仍然具有参与活动的需求，如果能以社会参与来填补失去的角色，将能持续拥有活跃的生活方式，减少孤寂，享有充实愉快的晚年生活。

四、次文化理论

老年次文化理论（subculture of aging theory）于 1965 年由美国学者罗斯（Rose）提出。该理论讨论的重点更加关注已经离开工作岗位的老年人。与活跃理论观念不同的是，它认同老年人不再有中年期的理想与行为，老年人群体会发展出独特的老年次文化。老年次文化形成是由于老年人客观存在以及主观感受到身心衰退，生理与心理适应新环境的能力不如年轻人，不可能与年轻人共同活动，故老年人之间会形成自己的人际圈。随着个人心态变化和人际圈的形成，他们有自己的话题和共同观念、态度、行为，而这些又与其他年龄人群的行为规范和想法不同，因此形成老年次文化。

由于属于同一类属，不仅容易吸引彼此产生互动，在互动的模式中也能轻易地发展出相互依赖的关系，对于原有角色的丧失（如退休），又被隔离于主流文化外的老年人而言，这种同一文化的团体是最能让他们获得认同及支持的地方。目前许多老年组织的成立，如我国的老年大学、老年人活动中心、老年人俱乐部等，其目的就是给老年人提供有彼此互动的机会。基于共同的特质和兴趣形成的次文化体系，依赖同一文化团体的群体力量以维护老年人的自我概念和社会认同，并在相互认同和支持的互动模式中，增进自我肯定与精神生活的满足。

强调老年次文化在一定程度上可能唤起社会对老年这个特殊群体的关注，不过，由于老年人本身已经与主流社会产生了疏离，如果过分强调老年次文化，也可能会将老年人进一步从主流社会推开，加剧老年人与主流社会的疏离感。

五、老化的社会学理论与护理

老化的社会学理论帮助护士从"生活在社会环境中的人"这个角度看待老年人，了解老年人生活的社会对他们的影响。在老化的社会学理论中，影响老化的因素有人格特征、家庭、教育程度、社区规范、角色适应、家庭设施、文化与政治经济状况等。在护理实践活动中，护士可运用社会学理论帮助老年人度过一个成功愉快的晚年生活。

根据隐退理论护士需注意评估那些正在经历参与社会活动减少的老年人，提供适度的支持和指导，以维持其平衡。

活跃理论则要求护士辨别那些想要维持社会活动角色功能的老年人，并评估其身心能力是否足以从事某项活动，帮助老年人选择力所能及且感兴趣的活动。

持续理论帮助护士了解老年人的人格行为，也建议护士应该评估老年人的发展及其人格行为，并制订切实可行的计划，协助老年人适应这些变化。

次文化理论可以使护士认识到老年人拥有自己特有的生活信念、习俗、价值观及道德规范等文化特征，护理中应该充分利用次文化团体和组织的群体支持和认同，促进老年人的适应及成功老化。

在研究、认识和应用老化理论的同时，要注意时代的意义、文化的差异以及学术的发展和进步。护士不仅要了解老化的相关理论，还必须知道各种老化理论的实用范围和局限性。在以理论指导老年护理实践时，要根据具体情况灵活应用，不同的个体可能需要使用不同的理论。此外，护士也要不断收集资料验证各种理论的实用性，通过实践使理论不断充实、完善。

第四节　相关护理理论和模式

在老年护理实践中，除了可以借鉴上述生物学、心理学和社会学的老化理论，还可以应用护理理论家和研究者所创建的护理理论，帮助了解老年人所面临的生理、心理及社会层面的变化，指导观察、评估和处理老年人的健康问题。在 20 世纪 60 ～ 70 年代，护理理论家已经探究了护理

实践中的一些重要理论与模式，如自护理论、适应模式、整体人学说及达标理论等。这些护理理论与模式虽不是老年护理领域特有的，但在老年护理实践中广泛应用，值得学习。本节将介绍在老年护理实践中应用较多的三个新护理理论或模式。

一、疾病不确定理论

疾病不确定理论（theory of uncertainty in illness）于 1988 年由美国护理学者 Mishel 提出。该理论的建立主要源于 Mishel 与癌症患者的工作经历，用于解释人们如何应对有生命威胁的慢性疾病。由于大多数癌症患者是老年人，且癌症患者在医院多科室及社区均有分布，因此理解该理论对于护士十分重要。该理论假设主要针对人们在认知方面对疾病的反应，特别适用于个体不能明确疾病相关事件的意义的时候。不确定感本身是中性的，但个体对信息的评价和对其赋予的意义却可以是正面的或者负面的。起初 Mishel 认为人们能够适应并回到疾病前状态。但其研究发现，大多数人们在面对疾病的经历中采取了一种新的生活观念，疾病成了改变的催化剂。

根据该理论，当源于癌症治疗的症状不能被理解时，不确定感就会产生，而这种不理解往往源于这些症状是未被预料的或患者缺乏相关信息。癌症生存期间的不确定感对患者而言是一种忍耐的经历，常伴随情感沮丧和对癌症复发的恐惧。因此，在护理中，及时向患者提供相关信息，如有关治疗会出现的症

状、时间、程度以及持续时间等，将会帮助患者更好地理解症状，从而降低不确定感。

二、慢性病轨迹模式

慢性病轨迹模式（the trajectory model of chronic illness）由 Corbin 和 Strauss 在 1991 年提出。该模式的中心概念是疾病过程或轨迹（illness course or trajectory），描述了大多数慢性病患者所经历的一般疾病过程，以及在疾病历程各阶段中患者的常见表现。这一模式为专业人员如何帮助患者适应及应对疾病带来的挑战，进行护理评估以及护理干预提供了指导。由于慢性病在老年人群中十分普遍，因此，对护士而言，理解老年人在整个疾病过程中如何应对非常重要。

对患者个体而言，慢性疾病过程代表了一种失能性疾病的累积效应，其中包括生理症状以及疾病对患者心理社会层面的影响。此模式的建立主要基于以下假设：虽然慢性病患者经历疾病的过程是各自不同的，但相对于健康状况的改变以及对干预的需求有共同的阶段性。

该模式将患者经历的疾病全过程分为前轨迹阶段（pre-trajectory）、始发阶段（trajectory onset）、稳定阶段（stable phase）、急性阶段（acutephase）、逆转阶段（comeback phase）、危机阶段（crisis phase）、不稳定阶段（unstable phase）、下降阶段（downward phase）和临终阶段（dying phase）。某些阶段可交叉反复出现，比如患者可由稳定阶段突然进入危机阶段，经急救后又恢复至稳定阶段。不同阶段的患者的表现描述见表 2-1。

基于上述不同阶段，护士可以有针对性地制定目标如下：①在前轨迹阶段，协助患者改变态度及生活方式以促进健康及预防疾病。②在始发阶段，协助观察识别早期症状，促进早期诊断及治疗。③在稳定及逆转阶段，可通过促进患者对治疗方案的依从性，使患者在失能限制下能够维持最高功能水平。④在急性及危机阶段，以确保患者的生命安全为首要目标，按照护理问题的轻重缓急排列优先顺序，促进危机尽早解除及恢复稳定状态。⑤在不稳定阶段，协助患者更好控制那些干扰其日常活动的症状。⑥在下降及临终阶段，协助患者维持自我感知觉，以及接受姑息治疗；协助患者制定健康照护计划，以确保愿望实现。

续表

据国内报道，80%左右老年人患有慢性病，随着老龄化问题的日益严峻，无论是在医院还是在社区工作，护士均会面临越来越多的老年慢性病患者的护理问题，而慢性病轨迹模式描述了慢性病患者不同阶段的特点和需求，对护士评估患者及制订护理计划均有很好的指导作用。

表 2-1　慢性病轨迹不同阶段患者的表现描述

阶段	描述
前轨迹阶段	疾病发生前；预防阶段；无症状和体征
始发阶段	有症状和体征出现；疾病被诊断
稳定阶段	经治疗疾病或症状得到控制；病人维持每日活动
急性阶段	疾病活动期伴有严重而不能解除的症状或并发症；需要住院治疗
逆转阶段	逐步回归至可接受的生活方式
危机阶段	威胁生命的情况出现；需要急救服务
不稳定阶段	疾病或症状不能得到控制；不断寻求稳定的治疗方案，正常生活受到干扰；不需住院治疗
下降阶段	生理/精神状态逐渐恶化；伴随不断增加的各种失能及各种症状出现；每日生活活动不断变化
临终阶段	不得不放弃日常生活兴趣和活动，让其平静离开人世

来源：WoogP：The chronic illness trajectory framework：the Corbin and Strauss nursing model，New York，1992，Springer.

三、需求驱动的痴呆相关行为模式

需求驱动的痴呆相关行为模式（need-drived dementia-compromised behavior model）由 Algase 等人于 1996 年提出。该模式为理解老年痴呆患者行为提供了另一种重要思路，对指导老年痴呆护理有重要意义。其主要观念是，应该将痴呆患者常常表现的与社会标准不相符合的攻击行为、语言性激越行为以及躯体性非攻击徘徊等症状行为，视为潜在需求未能得到满足的表现，而在护理中如果能够找出其未满足的需求并给予正确回应，就能提高患者的生命质量。影响患者行为的因素包括背景因素（background factors）和临近因素（proximal factors）。背景因素主要包括患者的神经认知功能状况，患者的性别、教育程度、职业、人格类型、应对压力的行为反应模式等心理社会因素，以及患者的健康状况。临近因素包括患者当前所处的物理环境如光线、噪音水平和温度，所处的社会环境如病房的氛围和有无更换护理人员等，以及患者的个人因素如情感、心理状况和生理需求状况。

由于认知损伤，患者的反应可能不是一种常规有效的反应，比如激越行为或极端被动，但这些行为实际上却是患者对其状态和需求的反应。只要努力理解患者行为背后表达的需求，就能很好管理患者的行为。例如在本章的情景导入案例中，李某的困惑和烦恼。护士与家人共同分析后，发现患者自从患病后，家人就不让她参与家庭中的任何事务，包括家务活动，使老人感觉自己没有用处，因此产生情绪不稳定。老人所说的"回家"，这个"家"实际上指的是老人能发挥作用，被周围人依赖的过去时代。老人说"回家"时，可试着问一下"为什么要回家？"肯定会有原因，如做家务等，这样就可根据原因采取应对措施，可以让老人做少量力所能及的事，使其感到自己的存在及价值。

第三章

老年人的日常生活及常见健康问题的护理

老年人的日常生活护理是老年护理学中最基础、最必要的内容。老年期个体因老化而健康受损和患各种慢性疾病的风险增高，因此老年人日常生活护理应强调帮助老年人维持和恢复基本的生活能力，使其适应日常生活，或在健康状态下独立、方便地生活。

第一节　老年人日常生活护理的概述

老年人身体各方面的功能随着年龄的增大而逐渐衰退，尤其是感官系统功能的减退，导致老年人对周围环境信息的接受和判断能力下降，直接影响着老年人的安全，使意外事故的发生率远高于成年人。护理人员应根据老年人的个体情况，了解其精神状态、生活习惯、睡眠、活动、居住环境等特点，发现可能存在的安全隐患，并采取相应的护理措施加以预防。

一、老年人日常生活护理的重要性

关于日常生活的定义和内涵，不同的学者有不同的表述。法国社会学家列斐伏尔认为日常生活是由工作和家庭、私人生活和闲暇活动几个方面构成的一种不断进行日常性社会物质生活的过程。虽然这个过程是散漫的、以重复为特征的，但正是贯穿民众日常生活的各种实践活动，体现了个体存在的深刻的生命力；东欧哲学家赫勒则提出日常生活的本质是那些同时使社会再生产成为可能的个体再生产要素的集合，是对旨在维持个体生存和再生产的各种活动的总称，包括以个体的机体生命存在和延续为目的的生活资料的获得与消费活动，如衣食住行、养育子女、生老病死等活动；也包括以血缘关系、天然共同体与情感纽带为基础和日常语言为媒介的交往活动，如亲朋好友间的情感交流、杂谈闲聊、游戏娱乐等活动；还包括伴随上述活动的以重复性思维为特征的日常观念活动，如传统、习惯、经验、常识等日常活动。

国内有学者提出日常生活是人们在每天独立生活中必须反复进行的最基本共性活动。老年健康领域的专家则认为日常生活是老年人维持生存、参与家庭和社会交往的基本活动，是老年人健康的重要标志。老年人群的相关研究中最常被用以描述该概念内涵的指标为日常生活活动（activities of daily life，ADL）能力，具体衡量老年人在以下方面的活动能力：吃饭、穿脱衣服、室内活动、洗澡和如厕。这五项活动被认为是日常生活中最基本的内容，无论哪一项不能完全自理，都会导致老年人不得不依赖他人的照料，严重影响其生活质量。

但随着年龄增长，老年人的身体功能逐渐退化，社会角色发生转变，其日常生活能力不可避免地逐渐受损。伴随家庭模式的小型化、家庭照护力量不足的现象凸显，而目前我国大部分地区的机构养老配套服务还不尽完善，且受传统观念的影响，大部分老人并不愿意离开家庭。因此，老年人的日常生活护理日益引起关注，健康专业人员应能准确评估老年人生活照料方面的需求及其相关因素，科学合理地规划、构建并实施个体化的日常生活照护体系，以促进其身心健康、改善其生活质量。

二、老年人日常生活护理的注意事项

（一）保持老年人的自理能力

老年人由于老化或疾病导致无法独立完成日常生活活动时，需要部分协助或完全性护理。既要满足老年人的生理需要，还要充分调动老年人的主动性，最大限度地发挥其残存功能，尽量让其作为一个独立自主的个体参与家庭和社会生活，满足其精神需要。

（二）保护老年人的安全

1．防跌倒/坠床

经评估有坠床危险的老年人入睡期间应有专人守护或定时巡视。对睡眠中翻身幅度较大、身材高大或意识障碍的老年人，床旁应有床挡，以防坠床摔伤。

2．防烫伤

老年人对温度感觉迟钝，使用热水袋时应加用布套，水温低于50℃；避免摄入过热的食物，防止食管烫伤等。

3．防止交叉感染

老年人免疫能力低下，对疾病的抵抗力弱，应注意预防交叉感染。

4．注意用电安全

向老年人宣传用电安全知识，强调不要在电热器具旁放置易燃物品；及时检修、淘汰陈旧的电器；经常维护供电线路和安装漏电保护装置；在不使用和离开时应关闭电源；应尽量选择超时断电保护或鸣叫提醒功能的电器，减少因遗忘引发意外。

5．心理护理

照护人员应熟悉老年人的生活规律和习惯，及时给予指导和帮助以满足其生活所需，特别注意要给予足够的尊重，尽量减少其无用感、无助感和自卑感。

（三）尊重老年人的个性和隐私

每位老年人都有不同的生活习惯、健康状况、家庭环境、经济基础及社会经历等，他们的价值观和生活方式也不尽相同。因此，护理工作者应当充分了解老年人的个性特点，遵循个性化护理的原则，尤其是在家庭访视和护理中，应根据老年人的家庭环境和具体情况，因人、因时、因地施护。日常生活中为了保护老年人的隐私，应为老人们提供独立的空间完成如沐浴、排便、性生活等。最好让老年人有单独的卫生间和卧室相连接，房间的窗帘应用双层，其中一层纱帘遮挡透视性，保护个人隐私，另一层遮光，有利于睡眠。

三、老年人环境的要求与调整

（一）家庭居室环境

1．老年人居室环境设置原则

由于老年人在居室内活动的时间较多，居室环境设置以简约、方便、安全和实用为原则。

2．老年人居室环境设施要求

居室环境设施总要求：老年人的房屋一般以平房或楼房的 1～3 层为宜，居室选择以朝阳、天然采光、自然通风、光线明亮、地面防滑、隔音效果好为佳。

（1）楼梯和台阶：两侧均安装扶手，台阶终止处要涂上醒目的颜色标记，必要时可设置适合轮椅行进的坡道，各室之间要保持平坦，无障碍物。

（2）门槛和坡度：为了保证老年人行走方便和轮椅通过，室内应避免出现门槛和坡度变化，必须有坡度的地方，高度不宜超过 2cm，并宜用小斜坡加以过渡。

（3）照明设备：应可以调节，以适应老年人的不同需求。走廊、楼梯及拐角暗处要经常保持一定的亮度，防止老年人因视力障碍而跌倒，可以安装声控灯。

（4）门的设计：最好采用推拉式门，下部轨道应嵌入地面以避免坡度。平开门应注意在把手一侧墙面留出约 50cm 的空间，以方便坐轮椅的老年人侧身开门。

3．室内环境

（1）室内颜色：老年人因视觉退化，室内亮度应比其他年龄段的使用者高一些，房间宜用温暖的色彩，整体颜色不宜太暗太杂。

（2）室内家具：老年人因行动不便，家具、装饰物品宜少，应选择沉稳、不易移动、无棱角的家具。沙发不宜过软，椅子座面高度应等于人的小腿长度加上鞋后跟的高度，大约在 35～42cm 之间。家具宜紧靠房间墙面周边，不要放在室内中央，避免挡道。如使用轮椅，应注意在床前留出足够的供轮椅旋转和照护人员操作的空间。

4．床单位

床是休息睡眠的地方，对卧床老年人更为重要。要选择软硬适宜的床，以保持身体均匀的支撑。床不可过高，要便于上下，以 45 ～ 50cm 为宜，必要时配床挡，床旁配备床头柜、床头灯、呼叫器，方便使用。

5．厕所与浴室

最好邻近卧室或在卧室内，室内通风、环境隐蔽、有防滑及保暖设施。宜用坐式便器，高度 45cm 左右，便器旁有扶手、呼叫器等。浴盆安装应较低，浴盆旁边也应有扶手，浴盆内铺橡胶垫，以防滑倒。

（二）社区居住环境

社区是老年人生活和娱乐的主要场所，老年人需要长期在社区得到与护理密切相关的预防、保健、治疗、康复等照顾。

1．加强老年人的安全教育

随着年龄的增加，慢性疾病的侵袭，老年人身体各器官功能减退，调节能力逐步下降，常伴有一种或多种日常生活自理能力下降，如行动不稳、动作不协调、视力障碍、听力障碍等，易发生跌倒等危险。社区医生与护理人员应根据老年人的需求，做好安全教育，利用老年人喜欢的宣传方式进行安全指导，如集中讲座、家庭指导、发放宣传小册子等，重点对老年人用药安全、跌倒预防、饮食健康、娱乐活动等内容进行指导，加强老年人自我防护意识，严格控制高危因素，纠正老年人生活中容易导致安全问题的不良习惯，改善居住环境，安装安全防护设施。同时，做好家庭照顾者安全知识的培训，预防各种不安全事件的发生。

2．营造安全的社区环境

在老年人较集中的社区，应考虑到弥补老年人减退和丧失的功能，住宅区的道路系统、交通组织应以保护老年人的行动安全为基础。社区内宜采用人车分流或部分分流的道路交通结构，增加社区安全感。道路宽敞并设置路灯，有台阶的地方设置明显的标志，或将台阶改为坡道，以方便使用轮椅的老年人。合理安排适合老年人的公共服务项目，如老年活动中心、老年大学、棋牌、娱乐中心等，有足够面积的室外活动场所，保证老年人户外活动的需要。适当建造一些开阔平坦、无障碍物的绿地、喷泉、亭子、长廊等建筑，并配以桌椅、灯具等，为老年人散步、晨练、休息及社交活动提供场所。另外，还应考虑室外环境卫生，老年人活动区域应有良好的通风、日照，避免噪声和空气污染，力争营造一个舒适、安全、卫生、健康的社区生活环境。

3．建立良好的邻里关系

老年人由于体质虚弱或慢性疾病，常常会成为不法分子的目标。如果在老年人住户多的社区里，邻里之间关系陌生，很容易使老年人面临意外事件时得不到救助。社区里的老年人之间应多沟通，加强了解，互留电话，做到互通信息，互相关心，有困难互相帮助，有病痛时互相看望慰问，建立良好的邻里关系，保障社区安全。

4．运行紧急救助系统

社区应建立紧急救助系统，并落实人员和制度。安保工作人员应经常给予老年人安全常识的提醒及求救方法的指导，并注意观察老年人居室周围及老年人集中活动场所的情况，发现问题及时处理。

第二节　老年护理中的沟通

在照料老年人的过程中，应注意根据老人的特点选择有效的、可操作的沟通方式。

一、非语言沟通

非语言沟通对于因认知障碍而逐渐无法顺利与人沟通的老年人来说极其重要。但同时必须明确：老年人可能因其功能障碍而较为依赖非语言沟通，但并非意味着其心理认知状态也退回孩童阶段，所以要避免拍抚头部等让老年人感觉不被尊重的动作；要尊重与了解老年人的个性和社会文化背景，以免影响沟通效果；注意观察老年人对何种沟通模式反应良好，并予以强化和多加运用。

（一）触摸

触摸可表达触摸者对老年人的关爱，而触摸他人或物体则可帮助老年人了解周围环境；然而，触摸并非万能，倘若使用不当，可能会增加躁动或触犯老年人的尊严等。因此在使用该沟通模式的过程中要掌握以下注意事项：

1. 尊重老年人的尊严与其社会文化背景

若必须进行的触摸会涉及老年人的隐私时，应事先得到其允许，且应注意不同社会文化背景下的触摸礼仪存在一定差异。

2. 事先确定老年人知道触摸者的存在

部分老年人因为视、听力的渐进丧失，常容易被惊吓，所以应尽量选择从功能良好的那一边开始接触，绝不要突然从背后或暗侧给予触摸。

3. 选择适宜的触摸位置

最易被接受的部位是手，其他适宜部位有手臂、背部与肩膀。头部则一般不宜触摸。

4. 渐进地开始触摸并持续观察其反应

例如从单手握老年人的手到双手合握；在触摸过程中观察老年人面部表情和被触摸的部位是松弛（表示接受且舒适）还是紧绷（表示不舒适），身体姿势是退缩的向后靠还是接受的前倾，都可为下一步措施的选择提供依据。

5. 注意保护老年人易破损的皮肤

可适当涂抹乳液，动作应轻柔，尤其须避免使用拉扯等动作。

6. 适当地接受老年人的触摸

护理人员应学习适当地接受老年人用手抚摸我们的头发、手臂或脸颊来表达谢意，而不要一味地以老年人为触摸对象。

（二）身体姿势

当言语无法准确交流时，可适时有效地运用身体姿势辅助表达。与听力下降的老年人沟通时，要面对老年人，利于其读唇，并加上缓和、明显的肢体动作来有效地辅助表达；对于使用轮椅代步的老年人，注意不要俯身或利用轮椅支撑身体来进行沟通，而应选择坐或蹲在旁边，并维持双方眼睛于同一水平线，以利于平等地交流与沟通。同样，若老年人无法用口头表达清楚时，可鼓励他们以身体语言来辅助表达，以利于双向沟通。日常生活中能有效强化沟通内容的身体姿势：挥手问好或再见；伸手指出物品所在地、指认自己或他人；模仿和加大动作以表示日常功能活动，如洗手、刷牙、梳头、喝水、吃饭；手臂放在老年人肘下或让老年人的手轻勾治疗者的手肘，协助其察觉我们要他同行的方位等。

（三）倾听与眼神交流

耐心地倾听也非常重要，特别是有些老年人有强烈的倾诉需求或是听到自己的声音时有安全感，因此可能会喜欢一直说话。沟通过程中护理人员应注意应和的声音要略低沉平缓且适度热情，适度倾身向前以表示对话题有兴趣，但是小心不要让老年人有身体领域被侵犯的不适，必要时可适当夸大面部表情以传达惊喜、欢乐、担心、关怀等情绪；另外，要重视保持眼神的交流，尤其是认知障碍的老年人，往往因知觉缺损而对所处情境难以了解，因此需保持亲切、自然的眼神交流，必要时正面触摸老年人以吸引其注意力。

二、语言沟通

（一）面对面的语言沟通

随着年纪渐增以及社会活动的减少，老年人可能变得比较退缩与内向而影响其语言表达能力，甚至可能会出现寂寞和沮丧。此时应提供适当的自我表达的机会，并及时予以鼓励。尊重并接受老年人喜欢发问、表达重复的语言沟通特点，予以耐心柔和的应答。对于听力下降的老年人，照护者必须注意自己声音要高但语调柔和。除此之外，还应尽可能选择老年人熟悉的方言，并酌情选用一些有年代特色的用语以激发老年人的兴趣。

（二）电话或网络沟通

利用电话或网络可适度解决时空距离所带来的沟通困难，还可以提供咨询、心理疏导等帮助。当老年人存在听力障碍、失语症或定向力混乱时，电话/网络联系需要特别的耐心并酌情采用有效的方法，例如，①语句简短、语速放慢、尽可能咬字清楚以及酌情重复。②听力困难的老年人可鼓励其选择并安装扩音设备。③请失语的老年人以其特殊的回应方式确认听懂，如敲打听筒/键盘以表示接收到信息。④对于认知功能渐进障碍的老年人，应在开始沟通时明确介绍访问者以及此次电话访问的目的，必要时还需以书信复述信息。

（三）书面沟通

对于识字的老年人，结合书写方式进行沟通可发挥提醒的作用，也可提高老年人对健康教育的依从性。但在与老年人进行书面沟通中要注意：①应选择较大的字体，且注意文字颜色应与背景色对比度较高。②对关键的词句应加以强调和重点说明（如选用不同的字体、颜色等）。③用词浅显易懂，尽可能使用非专业术语。④运用简明的图表或图片来解释必要的过程。⑤合理运用小标签，如在小卡片上列出每日该做的事，并且贴于常见的地方以防记错或遗忘。

第三节　老年人清洁与舒适的护理

一、老年人的皮肤清洁

老年人皮肤保存水分的能力减弱，皮脂腺和汗腺的分泌能力减少，导致皮肤干燥易脱屑，抵抗外界刺激的能力减弱，受伤后愈合能力下降。因此，在日常生活中应加强对老年人的皮肤保护，避免不良刺激对皮肤的伤害，注意皮肤的清洁卫生，尤其是皮肤皱褶部位如腋下、肛门、外阴等处的皮肤，可以通过沐浴清除污垢，保持毛孔的通畅。

（一）沐浴

通常可以根据地域特点和老年人自身习惯次定沐浴的频率。如夏季比冬季的沐浴次数多，南方比北方的沐浴次数多，皮脂腺分泌旺盛、出汗多的老人沐浴次数多等。沐浴时，室温应保持在 24 ～ 26℃，水温宜在 40℃左右；沐浴的时间不宜过长，以 10 ～ 15min 为宜，时间过长会发生胸闷、晕厥等意外；凡生活能自理的老人，可以采用淋浴、盆浴。为了避免老年人站立沐浴带来的不适和危险，可用沐浴椅（图 3-1）。空腹或饱餐时不宜进行沐浴，应选择在饭后 2h 左右进行；单独沐浴时，浴室门勿反锁；年老体弱者须有人协助洗浴；绝对卧床者，家属应帮助擦浴；沐浴时应选用弱酸性硼酸皂、羊脂皂等，避免使用碱性皂液，保持皮肤 pH 在 5.5 左右；沐浴使用的毛巾应柔软，洗澡时须轻轻擦拭，以防损伤角质层。

（二）皮肤的特殊护理

气候干燥时，为了达到保湿效果，沐浴后应涂抹护肤油。晚间用热水泡脚，泡脚后可用带放大镜的指甲剪（图3-2）去除脚上过厚的角化层或剪掉过长的指（趾）甲，再涂上护肤霜以防皲裂；对于手足已皲裂的老年人，在用热水泡手脚后，涂抹护肤霜，再戴上棉质手套、穿上袜子睡觉，皲裂状况会得到有效的改善。

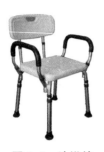

图 3-1　沐浴椅

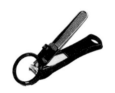

图 3-2　带放大镜的指甲剪

（三）头发的护理

老年人的头发特点为：稀疏、发质脆、易脱落。由于每天头发皮脂腺分泌物的积累及头发上粘了许多灰尘和细菌，容易影响头发的健康。所以老年人应经常做好头发的清洁和保养，既可以减少头发的脱落、焕发活力，又能保持头发的健康。为老年人洗发应根据发质特征决定洗发的次数和选择洗发液。如干性发质可每周清洗1次，油性者可每周清洗2次。对于出汗较多或头发上沾有各种污渍的老年人，可增加洗发的次数，有头虱的老年人先进行灭虱处理再洗发。皮脂分泌较多的可用温水加中性肥皂清洗；头皮干燥、头发干枯者宜选用含脂皂或洗发乳清洗，洗后可适当用护发素或发膜等护发。洗发时水温要适中，洗发时间不要太长，洗发时不可用尖锐指甲抓头皮和头发。对卧床不起的老年人应用充气式洗头盆(图3-3)或仰卧式洗头盆(图3-4)帮助其在床上洗发。

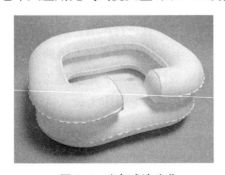

图 3-3　充气式洗头盆

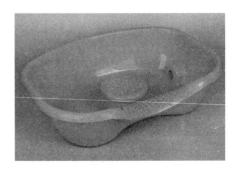

图 3-4　仰卧式洗头盆

二、老年人的衣着卫生

老年人的服饰应考虑到实用性、方便性、安全性，要有利于健康和方便穿脱，需要遵循以下原则和注意事项。

（一）老年人服饰的原则

1．随季节变化增减衣物

老年人因体温调节中枢功能下降，对寒冷的抵抗能力减弱，冬季气温下降需要及时添加衣物并佩戴厚帽子保暖；夏季时应穿薄料衣服，戴遮阳帽以防中暑。

2．衣服的面料

老年人的衣物以质地松软、舒适为宜。内衣用透气性好、吸水性强、不刺激皮肤、柔软的棉质面料为佳；外衣可选用棉质、麻织品、丝绸织品和毛织品等。

3．衣着的款式

老年人的衣服样式要求宽大，方便穿脱，不妨碍活动，便于体位更换，尤其要方便生活不能自理的老年人穿脱，如上衣多选择开衫，避免选套头衫，上衣的拉链应选有指环的，以便于老年人拉动，衣扣不宜过小，方便系扣，可选用魔术贴取代纽扣；裤子采用带松紧的，便于老年人穿脱；穿棉质袜子，足部保暖，避免脚受寒湿；选用方便穿脱、大小合适、具有防滑功能的鞋子，尽量不穿拖鞋及系鞋带的鞋子。

（二）注意事项

服装选择时应在尊重老年人习惯的前提下，考虑到服装的社会性和时尚性，结合老年人个性特征选择式样；注意服装的安全性，勿过长、过小；衣服的色彩要选择柔和、容易观察的浅色调。适当选择一些有色彩的服装搭配起来，会使老年人心情更舒畅，感觉更有朝气。

三、老年瘙痒症的护理

老年瘙痒症是老年人由于某些系统疾病、药物或皮脂腺分泌功能减退，皮肤干燥和退行性萎缩等因素引起的慢性皮肤瘙痒。老年瘙痒症是临床常见的皮肤科疾病，临床上老年人常以剧烈的皮肤瘙痒伴继发性抓痕、血痂、色素沉着及苔藓样改变等为主要表现。

（一）护理评估

1．健康史

询问老年人皮肤瘙痒发生的时间、部位、持续时间、缓解方式等；有无诱因刺激，如严冬时过冷或过热的刺激、干燥、湿度低，都易引起皮肤瘙痒；皮毛、化纤品、粗糙内衣也容易刺激瘙痒症发作；刺激性食物，如饮酒、喝浓茶、咖啡；鱼、虾、蟹等海鲜、辛辣食物等均可诱发瘙痒。既往是否有引起皮肤瘙痒的相关疾病，如糖尿病、肝肾疾病、寄生虫病、甲状腺功能异常、胆道疾病、肿瘤等。

2．身体状况

皮肤瘙痒症表现为全身性和局限性。全身性瘙痒症以夜间为重，开始仅有痒感，无任何原发皮疹，由于搔抓出现条状或点状抓痕、血痂、色素沉着，致皮肤肥厚，可继发感染，如毛囊炎、疖肿等；局限性瘙痒症常发生在小腿、阴囊、外阴、肛门周围，局部仅自觉瘙痒，并无皮疹，日久可致皮肤增厚、湿疹样改变。重点检查皮肤的完整性、皮肤弹性、是否干燥、有无皮疹和溃疡、有无出血和抓痕等。

3．心理—社会状况

剧烈皮肤瘙痒可使老年人烦躁不安、食欲减退、睡眠不佳、精神忧郁等，并随情绪好坏加重或减轻。皮肤瘙痒症会影响老年人的社会交往。

4．辅助检查

全身性瘙痒症要注意检查血糖及甲状腺功能，判断有无糖尿病、甲状腺功能减退等疾病。

（二）护理诊断／问题

（1）有皮肤完整性受损的危险：与瘙痒抓挠损伤皮肤有关。

（2）舒适的改变：与老年人皮肤瘙痒有关。

（3）焦虑：与皮肤瘙痒影响夜间睡眠质量及日常生活等有关。

（4）知识缺乏：缺乏对自身原有疾病的了解和保护皮肤及防止皮肤瘙痒的

知识。

（三）护理目标

（1）皮肤完整，没有抓挠导致的损伤。

（2）瘙痒症状减轻或消失、身体舒适、能正常生活及睡眠。

（3）焦虑缓解，能正确认识疾病。

（4）熟悉疾病相关知识及皮肤保护措施。

（四）护理措施

1．皮肤护理

保持皮肤完整性，预防皮肤继发感染，协助老年人剪短指甲，尽量避免搔抓，瘙痒难忍时用指腹按摩代替搔抓或用冷水湿敷；减少洗澡次数，沐浴时间不宜过长，合理调节水温，减少清洁剂、香皂的使用，浴后涂擦护肤霜或润肤油，改善皮肤干燥情况，缓解瘙痒症状；鼓励老人养成定时喝水的习惯，及时补充皮肤水分。

2．用药护理

可使用低浓度类固醇霜剂涂擦皮肤，适当服用抗组胺类药物及温和的镇静剂以减轻瘙痒，防止皮肤继发性损害。

3．心理护理

与老人共同分析瘙痒发生的可能原因，帮助其树立战胜疾病的信心。讲解和示范转移瘙痒的技巧和方法。如：①按摩疗法；②松弛疗法，听音乐、看电视、参加游戏活动等分散和转移注意力；③呼吸放松法，呼吸放松训练对病人减轻焦虑、控制瘙痒有良好作用；④皮肤刺激法，在不影响血运情况下，轻轻拍打瘙痒部位。

4．饮食护理

老年人饮食宜清淡，多吃富含维生素的食物，少吃辛辣刺激性食物，戒烟、限酒，以免加重皮肤瘙痒；禁食海产品，鱼、虾、蟹等是皮肤瘙痒的过敏源，易使皮肤血管周围的活性物质释放出来，加重皮肤瘙痒；低脂饮食，减少皮肤油脂负担，从而减少皮肤表面毛孔发生堵塞的机会；低糖饮食，减少因高血糖刺激皮肤加重瘙痒。

5．健康教育

向老年人及家属介绍皮肤瘙痒症的相关知识，治疗原发疾病如糖尿病、肝肾疾病等。保持环境适宜的温度和湿度，减少皮肤水分蒸发。养成良好的生活习惯，合理休息，劳逸结合，保证睡眠；加强体育锻炼，增强机体免疫力；保持积极乐观的心态，积极配合治疗。

（五）护理评价

（1）老年人的皮肤是否完整。

（2）老年人的瘙痒症状是否减轻或消失。

（3）老年人的焦虑是否缓解，是否能正确客观认识疾病。

（4）老年人是否熟悉疾病相关知识及皮肤保护措施。

第四节　老年人饮食与排泄的护理

一、老年人饮食与营养的护理

饮食与营养是维持生命和健康的基本需要，同时饮食的制作和摄入过程还可带来精神上的满足和享受。因此，老年人的饮食与营养也是其日常生活护理中的一个重要领域。

（一）老年人的营养需求

1．碳水化合物

碳水化合物供给的能量应占总能量的55%～65%。随着年龄增加、体力活动和代谢活动的逐步减低，人体对于能量的消耗也相应减少。一般来说，60岁以后能量的摄入应较年轻时减少20%、70岁以后减少30%，以免过剩的能量导致超重或肥胖，甚至诱发一些常见的老年病。此外，为避免饮食造成的血糖水平波动过大，应注意选择低血糖生成指数的食物。

2．蛋白质

蛋白质供给的能量应占总能量的15%。老年人的体内代谢过程以分解代谢为主，需要较为丰富的蛋白质来补充组织蛋白的消耗；但由于其体内的胃、胰蛋白酶分泌减少，过多的蛋白质可加重老年人的消化负担，因此蛋白质的摄入原则应该是优质少量，应尽量保证优质蛋白占摄取蛋白质总量的50%以上。

3．脂肪

老年人对脂肪的消化功能下降，且通常老年人体内脂肪组织所占比例随年龄增长而增加，因此膳食中的脂肪不宜过多；但另一方面，若进食脂肪过少，又将导致必需脂肪酸缺乏，并影响脂溶性维生素的吸收，因此由脂肪供给的能量应占总能量的20%～30%，并尽量减少饱和脂肪酸和胆固醇的摄入，如尽量避免猪油、肥肉、牛油等动物性脂肪，而多吃花生油、豆油、橄榄油等植物油。

4．无机盐

老年人容易发生钙代谢的负平衡，特别是绝经后的女性，由于其内分泌功能的衰减可导致骨质疏松。因此应强调适当增加富含钙质的食物摄入，并增加户外日光照射以帮助钙的吸收。由于老年人消化功能减退，因此应选择容易吸收的钙质，如奶类及奶制品、豆类及豆制品，以及坚果如核桃、花生等；此外，铁的缺乏可引起贫血，因此应注意选择含铁丰富的食物，如瘦肉、动物肝脏、黑木耳、菠菜等，并注意维生素C的摄入，可促进机体对铁的吸收；老年人往往喜欢偏咸的食物，容易引起钠摄入过多但钾不足，钾的缺乏则可使肌力下降而导致人体有倦怠感。

5．维生素

维生素在维持身体健康、调节生理功能、延缓衰老过程中起着极其重要的作用。富含维生素A、B1、B2、C的饮食，可增强机体的抵抗力，特别是B族维生素能增加老年人的食欲。应鼓励老年人多选择蔬菜和水果等食物以增加维生素的摄入，且有较好的通便功能。

6．膳食纤维

膳食纤维是碳水化合物中不能被人体消化酶所分解的多糖类物质，存在于谷、薯、豆、蔬果类等食物中。虽然不被人体所吸收，但可有效改善肠道功能、降低血管和胆固尊、控制体重和减重、预防结肠癌等恶性肿瘤，因此可适当增加其在膳食中的比重。

7．水分

水是构成人体的重要组成成分。如果水分不足，再加上老年人结直肠的肌肉萎缩，肠道黏液分泌减少，很容易发生便秘，严重时还可发生电解质紊乱、脱水等。但过多饮水也会增加心、肾功能的负担，因此老年人每日饮水量（除去饮食中的水）一般以每日每千克体重 30mL 左右为宜。饮食中可适当增加汤羹类食品，既能补充营养、利于消化，又可补充相应的水分。

（二）影响老年人营养摄入的因素

1．生理因素

老年人味觉功能下降，特别是苦味和咸味感觉功能显著丧失，同时多停有嗅觉文能低下，所以老年人嗜味道浓重的菜肴；多数老年人握力下降，部分还可由于关节病变和脑血管病变等引起关节挛缩、变形，以及肢体的麻痹、震颤而加重自行进食的困难；牙齿缺失以及咀嚼肌群的肌力低下可影响老年人的咀嚼功能，甚至严重限制其进食；老年人吞咽反射能力下降，容易因误吸而引起肺炎，甚至发生窒息；对食物的消化吸收功能下降，特别是食用大量的蛋白质和脂肪易引起腹泻；老年人易发生便秘，而便秘又可引起腹部饱胀感、食欲减退等，对其饮食摄取造成负性影响。

2．病理因素

疾病也是影响食物消化吸收的重要因素。特别是患有消化性溃疡、癌症、心脏疾病、肾脏疾病、糖尿病等的老年人，控制疾病的发展、防止疾病恶化可有效改善其营养状况。

3．心理因素

丧偶、独居、入住养老机构或医院而感到不适应的老年人往往会因负性情绪而导致饮食摄入异常。排泄功能异常而又不能自理的老年人，有时考虑到照顾者的需求，往往自己控制饮食的摄入量。对于痴呆老年人，如果照顾者不加控制将会导致饮食过量、过少或异食行为。

4．社会因素

老年人的社会地位、经济实力、生活环境以及价值观等对其饮食习惯影响很大。经济压力导致可选择的膳食种类、数量的减少；而营养学知识的欠缺可引起食物选择不当而导致营养失衡；独居老人或者高龄者，即使没有经济方面的困难，在食物的采购或烹饪上也可能会出现问题；价直观对饮食的影响也同样重要，有"不劳动者不得食"观念的老年人，由于自己丧失了劳动能力，则可能极度限制自己的饮食需求。

（三）老年人的饮食原则

1．平衡膳食

老年人易患的消化系统疾病、心血管系统疾病及各种运动系统疾病，往往与营养平衡有关。因此，应保持营养的平衡，适当限制热量的摄入，保证足够的优质蛋白、低脂肪、低糖、低盐、高维生素和适量的含钙、铁食物。

2．饮食易于消化吸收

老年人由于消化功能减弱，咀嚼能力也因为牙齿松动脱落和咀嚼肌肌力的降低而受到一定的影响，因此食物应细、软、松，既给牙齿咀嚼锻炼的机会，又便于消化。

3．食物温度适宜

老年人消化道对食物的温度较为敏感，饮食宜温偏热。两餐之间或入睡前可加用温热饮料，以解除疲劳、温暖身体而利于睡眠。

4．良好的饮食习惯

少吃多餐的饮食习惯较为适合老年人，即使正餐也应控制在七八分饱。对于胃口不佳的老年人，膳食内容可适时调整以刺激食欲，同时要兼顾健康需求和个人爱好。由于老年人肝脏中储存肝糖原的能力较差，而对低血糖的耐受能力不强，容易饥饿，所以在两餐之间可适当增加点心。晚餐不宜过饱以免影响睡眠，且夜间的能量消耗较少。

（四）老年人的饮食护理

1．烹饪时的护理

（1）咀嚼、消化吸收功能低下者的护理：尽量使食物变松软而易于吞咽和消化，如肉类最好制成肉末；烹制方法可采用煮或炖，必要时可捣碎。但同时应注意易咀嚼的食物对肠道的刺激作用减少而易引起便秘，因此应多选用富含纤维素的蔬菜类，如青菜、根菜类等细切后食用。

（2）吞咽功能低下者的护理：对于吞咽反射低下者，过碎的食物或液态食物易导致呛咳。固体食物可以做得尽量松软或干脆做成糊状，而液态食物则可酌情选用食物调节剂（如凝胶、琼脂、淀粉等）将其变成糊状，易于吞咽。还应注意一些黏稠度极高的食物，如汤圆、年糕、梭粑等也不易吞咽，应避免选择。

（3）味觉、嗅觉等感觉功能低下者的护理：饮食的色、香、味能够明显刺激食欲，因此味觉、嗅觉等感觉功能低下的老年人喜欢吃味道浓重的饮食，烹调时可用醋、姜、蒜等调料来刺激食欲。但调味品食用太多对健康不利，特别是盐和糖，使用时应格外注意。

2. 进餐时的护理

（1）一般护理：进餐场所应定时通风换气；尽量安排老年人与他人一起进餐以增加食欲；鼓励自行进食，对卧床的老年人要根据其病情采取相应的措施，如帮助其坐在床上并使用特制的餐具（如床上餐桌等）进餐；在老年人不能自行进餐，或因自己单独进餐而摄取量少、且有疲劳感时，可协助喂饭，但应注意尊重其生活习惯，掌握适当的速度与其相互配合；无论是自行进餐还是喂饭，都要注意保证老年人的头颈部处于自然前倾位，以免食物不受控制地滑入咽喉，且仰头时喉部会厌软骨无法遮蔽气道而易引起误吸甚至窒息。

（2）上肢障碍者的护理：上肢出现麻痹、挛缩、变形、肌力低下、震颤等障碍会影响老年人自行进食，此时可选择一些特殊的餐具。如粗柄的叉、勺适用于无法握紧手的老年人，亦可将普通勺把用纱布或布条缠上；有些老年人的张口度小，可选用婴儿用的小勺加以改造；可选用套筷或用绳子将两根筷子连在一起以防脱落。

（3）视力障碍者的护理：对于视力障碍的老年人，照顾者首先要向其说明餐桌上食物的种类和位置，并帮助其用手触摸以便确认。注意保证安全，热汤、茶水等易引起烫伤的食物要提醒注意，鱼刺等要剔除干净。视力障碍的老年人可能因看不清食物而引起食欲减退，因此，食物的味道和香味更加重要，或者让老年人与他人一起进餐，营造轻松愉悦的氛围以增进食欲。

（4）吞咽能力低下者的护理：由于可能存在会厌反应能力低下、会厌关闭不全或声门闭锁不全等情况，吞咽能力低下的老年人很容易将食物误咽入气管。尤其是卧床老年人，舌控制食物的能力减弱，更易引起误咽。因此进餐时老年人一般采取坐位或半坐位比较安全，偏瘫的老年人可采取侧卧位，最好是卧于健侧。进食过程中应有照顾者在旁观察，以防发生事故。同时随着年龄的增加，老年人的唾液分泌也相对减少，口腔黏膜的润滑作用减弱，因此进餐前及过程中应注意喝水湿润口腔。

二、老年人排泄的护理

随着年龄的增长，机体生理功能的退化及慢性疾病的伴随，老年人排泄系统的健康问题严重影响老年人的生活质量。护理人员应根据老年人的病情、自理程度等实施正确的排泄护理，同时对老年人的饮食、排泄、如厕等方面做好健康指导。

老年人应合理安排饮水时间和量。白天适当多饮水；晚上限制饮水量，少喝浓茶、咖啡等刺激性饮料，睡前排空膀胱，减少夜尿的次数以保证睡眠的质量。长期卧床老年人在床上排尿；病情好转后在床边排尿。

老年人排便时宜使用坐便器，卧床老年人如情况允许可床边排便，可使用坐便椅或移动坐便器等，病情重的可在床上使用便器；如有心脑血管疾病的老年人排便时应备硝酸甘油、氧气等急救药品和物品。

（一）老年人尿失禁的护理

尿失禁指因膀胱括约肌损伤或神经功能障碍致使自控排尿能力丧失，尿液不自主地溢出或流出。尿失禁是影响老年人健康的最常见问题之一，发病率与年龄正相关，同时与老年人尿道老化及排尿方式改变有关，严重影响了老年人的生活质量。

1. 护理评估

（1）健康史：询问老年人是否有尿频、尿急，咳嗽、打喷嚏，大笑时有无尿液滴出；是否身体虚弱、活动障碍；有无抑郁；是否有泌尿系统感染、前列腺增生、尿道狭窄、脑卒中等；是否使用易致尿失禁的药物。对女性老年人还要询问既往分娩史、有无阴道手术史。

（2）身体状况：尿道周围皮肤潮湿、瘙痒；会阴部皮肤可有红肿、发炎、破溃现象，易发生压疮。

（3）心理－社会状况：尿失禁造成的身体异味、反复尿路感染及皮肤糜烂等，容易给老年人及其家庭带来经济和精神负担，导致老年人出现心理问题。

（4）辅助检查：根据情况选择相应的辅助检查，包括尿常规、膀胱镜、B超、尿液动力学检查等，进一步明确病因。

2. 护理诊断／问题

（1）压力性尿失禁：与雌激素水平下降、盆底肌群功能减弱有关。

（2）有皮肤完整性受损的危险：与尿液长期刺激局部皮肤有关。

（3）知识缺乏：缺乏尿失禁的相关知识。

（4）社交障碍：与尿失禁产生异味、尿频引起出行不方便有关。

3．护理目标

（1）能够控制或者改善尿失禁症状。

（2）保持皮肤完整干燥，涂润肤油保护皮肤。

（3）熟悉尿失禁的相关知识，熟练使用相关护理用具。

（4）自信乐观，无社交障碍。

4．护理措施

（1）良好的排尿环境：老年人的卧室应安排在距卫生间近的地方，最好安坐便器，旁边应有扶手。长期卧床老人在床上排尿；病情好转后在床边排尿。

（2）皮肤护理：注意观察老年人会阴部的皮肤有无红肿、溃疡以防压疮的形成，随时保持会阴部的清洁和干爽，必要时局部涂抹润肤油以保护皮肤。尿失禁的老年人应慎用留置导尿，病情需要时可短期使用。

（3）心理护理：照护人员应尊重、理解老年人，用心倾听，接纳并疏导老年人的不良情绪，缓解压力。

（4）护理用具的使用。

1）尿壶：对神志清楚的老年人可用尿壶接尿，用后及时倾倒干净，并冲洗尿壶以备下次使用。

2）纸尿裤：能够有效地处理尿失禁，注意每次更换纸尿裤时应用温水清洗会阴和臀部。

3）一次性导尿管和密闭式集尿袋：适用于尿失禁、尿潴留和躁动不安的老年人，需要定时消毒、更换尿管，定时更换集尿袋，以免长期使用致使泌尿系统感染，同时影响膀胱自主反射性排尿功能，尽量缩短留管时间，留置导尿管时应注意严格无菌操作。

（5）药物指导：了解药物的治疗作用和副作用，指导老年人遵医嘱正确用药。

（6）饮食指导：多食用高蛋白、高维生素、高纤维素、清淡易消化的食物。合理安排饮水时间和量。

（7）康复指导。

1）膀胱功能训练：鼓励老年人定时有规律地排尿。

2）盆底肌肉训练（又称凯格尔运动）：具体做法是先夹紧肛门与尿道口肌肉，夹紧 5 ～ 10s，然后放松 5 ～ 10s，就这样夹紧 – 放松，重复做 10 次，每天至少做 3 次，每次反复做 15 ～ 30mm。当方法正确时，阴道和肛门有上提的感觉。

5．护理评价

（1）老年人是否控制或者改善尿失禁症状。

（2）老年人的皮肤是否保持完整干燥、是否涂润滑油保护皮肤。

（3）老年人是否熟悉尿失禁的相关知识，是否熟练使用相关护理用具。

（4）老年人是否自信乐观，无社交障碍。

（二）老年人便秘的护理

便秘指排便困难，粪便干结，排便次数每周少于三次，便后无舒畅感。便秘是老年人常见的症状之一，约占老年人群的 30%，长期卧床的老年人便秘发生率可达老年人群的 80%。老年人便秘的常见原因有生理因素、不良生活习惯、心理社会因素等，便秘可导致局部及全身不适，甚至还可引起心血管系统、消化系统等疾病，直接威胁着老年人的生活质量。

1．护理评估

（1）健康史：询问老年人最近一次排便的时间、次数、性状、有无伴随症状；日常饮食量、种类、饮水量、活动、运动情况；是否患有可能导致便秘的疾病，如肠道疾病、神经性疾病、内分泌疾病等；是否正在服用易导致便秘的药物，如镇痛药、麻醉药、抗胆碱能药等；有无精神抑郁等。

（2）身体状况：可表现为左下腹胀痛，排便不畅。严重者可发生头晕、乏力、食欲差、恶心、口臭、精神淡漠等自体中毒的毒血症症状。左下腹可扪及粪块或肠型痉挛。直肠指检排除直肠、肛门的疾病。

（3）心理 – 社会状况：老年人由于长期便秘，焦虑不安、精神紧张、恐惧，进一步加重便秘的发生。

（4）辅助检查：纤维结直肠镜、领剂灌肠等。

2．护理诊断 / 问题

（1）便秘：与生活习惯和生活环境改变、肠蠕动减少、药物的副作用等有关。

（2）舒适的改变：与排便困难、便后无舒适感有关。

（3）焦虑：与长期便秘有关。

（4）知识缺乏：缺乏预防便秘的相关知识。

3．护理目标

（1）排便次数增加，大便性状正常，便秘症状减轻。

（2）舒适度增加。

（3）焦虑缓解，能正确认识疾病。

（4）熟悉预防便秘的相关知识。

4．护理措施

（1）饮食护理：饮食规律，调整膳食结构，保持一定的食物量，粗细荤素搭配，多食水果蔬菜，增加膳食纤维，避免摄入辛辣、难以消化的食物。通常便秘老年人每天的饮水量应在 2000 ～ 2500ml。晨起空腹饮一杯温开水刺激肠蠕动。

（2）排便护理：为老年人创造隐秘的排便环境，床单位设置屏风等遮挡，满足老年人的私人空间需求。身体虚弱者可选择移动坐便椅（图 4-7）；卧床者可使用带便器的床（图 4-8），同时训练床上排便，建立定时排便的习惯。

（3）用药护理：常用的泻药有容积型、润滑型、渗透型和刺激型 4 种，老年人尽量避免使用泻药，必要时遵医嘱使用。使用时以少量少次为原则，以减少老年人对药物的依赖性；对泻药的敏感性有个体差异，不可在服用泻药时，短期内未见排便而继续追加剂量；口服刺激性强的泻药容易导致腹泻和电解质紊乱；润滑型泻药可影响脂溶性维生素的吸收，不宜长期服用；用药过程中严密观察老年人的反应。此外，还可以使用灌肠法通便，无效时可采用人工取便法。

（4）心理护理：长期便秘的老年人易出现紧张、焦虑甚至恐惧心理，因此应给予鼓励、安慰，以消除排便的紧张情绪。同时为老年人提供隐蔽舒适的排便环境，当老年人排便时勿催促，以免加重紧张心理。

（5）健康指导。

1）知识宣教：向老年人介绍引起便秘的原因，提供有效的预防措施。

2）环境指导：排便环境要清洁无异味、温暖、舒适、安全，便器清洁、勿过凉，体质虚弱的老年人可用坐便椅。

3）饮食指导：均衡膳食，多食小米、燕麦、玉米、韭菜、芹菜等富含纤维素的食物，多食火龙果、香蕉、苹果、梨等水果，增加饮水量，可饮用温蜂蜜水，少饮咖啡和浓茶。

4）活动指导：养成定时排便的习惯。鼓励老年人每天坚持锻炼，可以进行散步、慢跑、太极拳等方式，通常每次运动 30～60min 为宜。卧床老年人可通过转动身体、活动四肢来运动。

5．护理评价

（1）老年人便秘是否缓解或消失。

（2）老年人的舒适度是否增加。

（3）老年人焦虑情绪是否得到缓解。

（4）老年人是否能描述便秘的因素及相关知识。

（三）老年人大便失禁的护理

大便失禁指排便不受意识控制，粪便不自主排出的现象。65 岁以上的老年人的发病率是青少年的 5 倍，女性多于男性。大便失禁分为完全失禁和不完全失禁两种。

1．护理评估

（1）健康史：询问老年人大便失禁的性质、程度、每日的排便次数；排便的自控能力；是否有引起排便失控的疾病，如阿尔茨海默病、精神障碍；有无手术、产伤、外伤史，有无各种原发性疾病如肠炎、甲亢等；是否服用可致大便失禁的药物；有无神经系统的病变和损伤。

（2）身体状况：大便失禁表现为不同程度的不自主排便，可伴有粪便污染、溃疡、湿疹、黏膜突出、肛门扩张等，也可并发水电解质紊乱。轻度大便失禁，症状轻微，内裤偶尔有粪便，容易被忽视，应仔细询问。

（3）心理－社会状况：大便失禁的老年人，存在羞耻感、意志消沉、孤僻、害怕被发现等负性心理，如不及时防治，则会精神颓废，更加消极。

（4）辅助检查：直肠指诊、生理盐水灌肠试验、直肠镜检等。

2．护理诊断／问题

（1）排便失禁：与肛门括约肌失常、粪便嵌塞、神经损伤或病变有关。

（2）有皮肤完整性受损的危险：与粪便长期浸渍皮肤有关。

（3）社交障碍：与大便失禁引起的身体异味、自我形象紊乱有关。

3．护理目标

（1）排便失禁得到控制或改善。

（2）保持皮肤完整干燥，没有因为粪便浸湿导致损伤。

（3）自信乐观，无社交障碍。

4. 护理措施

（1）护理原则：保持肛周皮肤清洁、无异味，观察病情、积极治疗原发病。

（2）观察病情：注意观察大便的颜色、性状、量，及时采集标本送检，同时观察生命体征的变化，有无脱水及电解质紊乱现象。

（3）皮肤护理：排便后及时清理粪便，保持肛周皮肤干爽清洁，有条件的便后坐浴，肛周皮肤涂氧化锌软膏，以保护局部皮肤；对破溃的皮肤可用烤灯照射局部，每日2次，每次20～30min；流淌不止的稀便可使用纸尿裤，勤更换床单和内衣，以免产生异味。

（4）重塑排便习惯：鼓励老年人适度活动，重塑正常的排便反射。具体的做法为：每天坚持按时排便，尽量采用坐姿，根据需要，可为老年人提供辅助器械（如拐杖、轮椅等）和床旁便器协助排便。也可如厕训练，建立良好的排便习惯，有粪便嵌塞者可用人工取便。

（5）饮食护理：宜进食少渣少油，易消化吸收，营养丰富的食物，避免进食粗糙、刺激性强、产气的食物；便秘时适量饮水；严重腹泻者可短期禁食或食用清淡流质饮食，如米汤、果汁等；恢复期进食少渣少油的半流质饮食，如菜泥、细汤面。

（6）心理护理：护理人员应多给老年人尊重、关爱和安慰，帮助老年人树立战胜疾病的信心，消除自卑、焦虑、社交障碍等心理问题。

（7）健康指导：坚持做收腹和提肛肌运动，积极进行相关疾病的健康知识教育。收腹和提肛肌运动：嘱老年人取坐位、立位或卧位，试着做排便动作，先收缩肛门，每次10s，再放松间歇10s，连续20～30次，每日数次，连续做4～6周可改善症状。

5. 护理评价

（1）老年人的排便失禁能否控制或者改善症状。

（2）老年人皮肤是否保持完整干燥。

（3）老年人是否自信乐观，无社交障碍。

第五节　老年人休息、睡眠与活动的护理

一、老年人休息与睡眠的护理

老年人需要休息的时间相对较多，应提高休息的质量。充足睡眠，心理放松，生理舒适是有效休息的三个基本前提条件。

（一）老年人休息的特点

休息并不是不活动，而是变换活动方式，老年人需要较多的休息时间。休息方式有多种，如聊天、睡眠、闭目静坐、下棋、看电视、看书等。老年人要注意劳逸结合，掌握自己休息与活动的规律。

（二）老年人睡眠的特点

1．睡眠时间

老年人睡眠总时间较少，高龄、超高龄老人睡眠时间会增加。60～80岁老年人，就寝时间每天7～8h，睡眠时间6～7h；90岁以上老年人每天睡眠10～12h。

2．觉醒次数

老年人睡眠时易受声、光、温度等外界因素及自身疾病困扰，容易觉醒，尤其夜间觉醒次数多，导致睡眠断断续续。

3．睡眠深度

深睡眠减少，浅睡眠增多，睡眠周期减少，大脑未得到充分休息。老年人年纪越大，睡眠越浅。

4．睡眠习惯

老年人容易早醒，趋向早睡早起的睡眠习惯。

（三）老年人睡眠障碍的护理

睡眠障碍是指睡眠－觉醒过程中各种功能障碍。如睡眠不足、睡眠过度、

入睡时间延迟、觉醒时间提前、睡眠浅而易醒、白天嗜睡、睡眠－觉醒周期紊乱以及发生在睡眠时的其他功能障碍。睡眠障碍是老年人常见的症状之一。

1．护理评估

（1）健康史：询问老年人睡眠情况，包括就寝时间、入睡时间、觉醒次数、再次入睡情况、是否打鼾、是否呼吸异常等；有无引起睡眠障碍的社会、心理因素存在等；有无高血压、糖尿病、冠心病、肺气肿等病史；有无服用引起睡眠障碍的药物；有无吸烟、饮酒和喝咖啡的习惯等。

（2）身体状况：老年人睡眠障碍可表现为：长时间（1个月以上）夜间有效睡眠时间缩短，每晚少于6h，白天瞌睡；睡眠浅，夜间觉醒次数增加，醒后感到疲乏，整日精神不振，昏昏欲睡；入睡困难或早醒，睡眠潜伏期大于30min，常感睡眠不佳。

（3）心理—社会状况：睡眠障碍影响一个人的心理状态，使人精神萎靡、情绪低沉、急躁紧张，记忆能力及思维的灵活性减低。

（4）辅助检查：目前国际上诊断各种睡眠障碍疾病的方法为多导睡眠图（PSG）检测。

2．护理诊断／问题

（1）睡眠型态紊乱：与焦虑、抑郁、疾病困扰、不适当的刺激因素有关。

（2）焦虑：与入睡困难、正常生活受干扰等因素有关。

3．护理目标

（1）老年人能描述睡眠障碍的原因和促进睡眠的方法。

（2）老年人焦虑减轻。

4．护理措施

（1）一般护理。

1）环境：以安静、舒适、安全、整洁为原则。睡前根据习惯调节房间的光线、温度、湿度，避免噪声等；注意卧具的清洁平整，棉被厚薄适宜，枕头高度合适。

2）睡前安排：根据习惯做好就寝前的准备，如睡前淋浴、温水泡脚、背部按摩、喝牛奶或热饮料、放松练习等。尽量不用镇静催眠药，必要时应严格遵医嘱用药。

3）睡眠指导：睡前不宜吃得过饱，饮水过多；不宜喝浓茶和咖啡；不宜从事紧张的脑力劳动和剧烈活动；不宜看情节惊险的电视或小说等。

（2）用药护理：当所有促进睡眠的方法都无效时，可服用镇静催眠药或抗精神病类药物。需要告知老年人遵医嘱服药的重要性，避免私自停药或改变药量，同时应注意观察药物有无宿醉反应和成瘾性。

（3）心理护理。

1）支持性护理：根据老年人的心理特征及影响心理状态的因素，护理人员应指导家庭成员主动参与改善老年人睡眠的工作。

2）改善人际关系。

3）帮助老年人转化角色、改变认知。

4）行为疗法：松弛疗法、自身控制训练、生物反馈疗法等。

（4）积极治疗原发病：老年睡眠障碍常与躯体疾病或精神障碍相伴发生。因此，治疗原发疾病更为重要。

（5）健康指导：护理人员应向老年人讲解睡眠障碍的原因、性质，介绍睡眠的相关知识等。指导老年人建立良好的睡眠习惯，养成良好的行为和生活方式。

5. 护理评价

（1）老年人能否得到充分的睡眠。

（2）老年人睡眠改善后焦虑是否得到缓解。

二、老年人活动的护理

活动对维持和促进人体各系统的功能，延缓衰老有着重要的意义，增加活动可使老年人和外界有更多的接触，增加老年人群体的互动，更好地融入社会，能降低老年人心理疾病发生率。

（一）老年人活动能力的评估

适当活动能促进健康，但过度活动会给老年人的健康带来损害。因此，在活动前应对老年人的活动能力给予正确地评估。评估有如下的具体内容。

1. 评估老年人的活动情况

询问过去的活动情况，包括活动项目、习惯以及对活动的态度和相关知识等；比较老年人活动前后的情况，如活动前是否做热身运动，活动后是否缓慢停止等；了解老年人活动耐受力，通过评价心率的变化、疲劳程度、呼吸情况等相关指标来评估老年人的活动能力。

2．老年人基本的体格检查

检查老年人的身体状况，如骨骼系统、肌力情况、心血管系统、神经系统、呼吸系统、步态的协调能力等。

3．评估运动环境

评估老年人的运动环境是否便利、安全等。

（二）老年人的活动原则

1．循序渐进

老年人在活动时，运动强度应由小到大；运动动作应从简单到复杂，动作的幅度应从小到大，时间要逐渐增加。切忌一次性过度运动，以免损伤肌肉和关节，甚至引发心血管疾病。

2．持之以恒

老年人的活动不必追求锻炼项目的多少，而贵在坚持。在合适的强度基础上，最好坚持每天锻炼 1～2 次，每次 0.5 h 左右，每天的活动总时间不应大于 2 h，活动量少的老年人，每周不宜少于 3 次，每次 30 min 左右，合理安排运动时间。

（三）活动场所与气候

老年人尽可能选择空气新鲜、安静清幽的庭院、公园、湖滨等地进行活动，严寒酷暑、扬沙、雨雪、雾霾天气，建议老年人选择室内活动。

（四）老年人的活动量

通常老年人的活动量应根据个人的身体状况而定，每天活动所消耗的能量，如果在 418kJ（100 kcal）以上，能够达到强身健体、预防疾病的作用。

（五）老年人的活动强度

老年人应选择强度适宜的活动锻炼身体，如散步、慢跑、跳舞、游泳、太极拳、气功、球类活动等。判断活动强度是否适宜的重要指标是活动后心率（脉率）和自我感觉。

1．活动后适宜心率判断

活动结束后在 3 mm 内心率恢复到活动前的水平，则表明活动量需要加大；活动结束后在 3 ～ 5 min 内恢复到活动前的水平则说明活动适宜；在 Wmin 以上才能恢复者，说明活动强度太大，需要减量。最简易的监测方法是以活动后的心率作为衡量标准，老年人活动后适宜的心率（次 /min）=170 － 年龄。计算活动时的心率应采用监测 10s 内的心率乘以 6 的方法，不能用直接测量 1 mm 的办法来计数心率。

2．自我感觉监测

活动后全身有热感或微汗、感到轻松或稍疲劳、食欲增加、精力旺盛、睡眠良好，则表明活动强度适宜；活动后全身不发热或无汗、脉搏次数不增加或增加不多，则说明活动强度不够；活动时感到疲乏、头晕、胸闷气喘，甚至有心绞痛、心律失常等，则说明活动强度过大，须立即停止活动。

（六）老年人活动的注意事项

（1）活动前选择宽松舒适的衣服；选择大小合适，底软、有弹性、防滑，鞋帮稍硬的运动鞋。勿喝浓茶和咖啡。饭后不宜立即活动，夏季高温炎热，户外活动要防止中暑；冬季严寒结冰，户外活动要防跌倒、感冒。患有急性疾病、心绞痛、呼吸困难、情绪激动、精神受到刺激应暂停活动锻炼。

（2）活动中注意防止老年人跌倒。年老体弱的老年人，如出现胸闷、心慌、气促等不适，应立即就医。

（3）活动后：不宜立即停下、不宜蹲坐休息，要逐渐放松，慢走、做甩手等活动，直到心率降至比静息状态下的心率高 10 ～ 15 次 /min 为止。勿立即洗澡，以防虚脱。

（4）家务劳动不能代替体育活动锻炼。

（七）特殊老年人活动的护理

老年人常因疾病困扰而导致活动障碍。因此，对各种患病的老年人，都要通过帮助其活动，以维持和增强日常生活的自理能力。

1．偏瘫老年人的活动

需要借助辅助器械进行活动。助行器种类较多，支撑面积大且具有较好的稳定性，给行走不便的老年人增加了活动的安全性。老年人可利用助行器进行下肢的功能锻炼。一种带座助行器，适用能行走但易疲劳的老年人；另一种可折叠助行器，适用于可站立但不能行走的老年人，能帮助训练老年人的行走能力，或者帮助不能行走的老年人站立。手杖适用于偏瘫或单侧下肢瘫痪的老年人，肘杖和腋杖适用于下肢无力或截瘫老人。

2. 失智症老年人的活动

失智症老年人虽然认知能力低下，但不应该限制他们的活动，而是积极地创造安全良好的活动环境，创造与外界接触的机会，让老年人参与。这样有利于延缓疾病的进展。

3. 活动退缩老年人的活动

因害怕病情恶化而对活动退缩，不愿意参加活动。针对这类老年人，首先应与老年人进行沟通，说明活动对疾病的影响，提升老年人的活动欲望，并帮助老年人制定合理的活动计划，使老年人从活动中获得愉快感，从而主动愿意参与活动。

三、老年人跌倒的护理

跌倒是指个体突发的、不自主的、非故意的体位改变，导致个体倒在地上或更低的平面上。国际疾病分类（ICD-10）将跌倒分为两类：①从一个平面至另一个平面的跌落。②同一平面的跌倒。跌倒不包括由于瘫痪、癫痫发作或外界暴力作用引起的摔倒。

跌倒是造成老年人残疾、残障和死亡的首要原因。身体机能的老化，与跌倒有关的慢性病、药物使用等危险因素随年龄增加而增加，高龄老年人因跌倒导致的伤残率、死亡率等指标都显著高于其他年龄段的老年人。老年骨质疏松症会增加跌倒相关的骨折发生率，尤其是跌倒导致的髋部骨折。

因此，应当将高龄老年人作为跌倒健康教育的重点人群。多数情况下，老年人跌倒潜在危险因素是可预知的，可通过积极评估和干预进行跌倒预防并减轻损伤。

（一）护理评估

跌倒后护理评估应尽早进行，及时了解其损伤程度及原因。

1．健康史

（1）一般资料：跌倒者的年龄、性别、文化背景等基本信息。有研究报道，跌倒在老年女性中的发生率和死亡率更高，与女性身体机能较差、骨质疏松及干家务活关系密切。

（2）跌倒原因。

1）内在风险因素。

a．生理因素：中枢神经系统，老年人的智力、肌力、反应能力及协同运动能力降低，步态不稳，使跌倒的风险加大；感觉系统，老年人的视力、听力、平衡能力降低，使跌倒的危险性增加；骨骼肌肉系统，老年人骨骼、关节、韧带及肌肉结构和功能退化易导致跌倒。

b．病理因素：神经系统疾病，脑卒中、帕金森等；心血管疾病，直立性低血压、脑供血不足等；感觉系统疾病，白内障、青光眼等；运动系统疾病，骨质疏松症、风湿性关节疾病；心理及认知因素，阿尔茨海默病、抑郁症；其他，如晕厥、眩晕、血氧饱和度下降、贫血、尿频、尿急、尿失禁等。

c．药物因素：精神类药物，抗抑郁药、抗惊厥药、抗焦虑药等；心血管药物，降压药、利尿剂及血管扩张药；其他，如降糖药、镇静催眠药、非甾体类抗炎药物等。同时服用多种药物会大大增加跌倒的发生率。

d．心理因素：抑郁、焦虑、害怕跌倒使老年人活动能力降低，影响步态和平衡能力，增加跌倒风险；沮丧会削弱注意力，导致老年人对环境危险因素的感知和反应能力下降。

2）外在风险因素。

a．环境因素：占跌倒危险因素的30%～50%。室内环境，如昏暗的灯光、湿滑、不平坦的地面、障碍物、不合适的家具高度和摆放位置、楼梯台阶、卫生间没有扶栏及把手等；户外环境，雨雪天气、拥挤等。如居住环境改变、不合适的穿着和行走辅助工具等。

b．社会因素：老年人的教育和收入水平、卫生保健水平、室外环境的安全设计，以及老年人是否独居、与社会的交往等都会影响其跌倒的发生。

概括起来跌倒主要有以下八大风险因素：头晕、眩晕、视力障碍；肌力、平衡及步态异常；直立性低血压；大小便失禁、紧急频繁的排泄；使用高跌倒风险的药物（镇痛药、抗惊厥药、降压利尿药、催眠药、泻药、镇静剂和精神类药物）；有跌倒史；携带导管；认知功能受损。

（3）既往史：了解老年人是否有跌倒史、有无惧怕跌倒的心理；既往疾病及用药等是否与跌倒有关。

（4）评估跌倒风险分级：先使用跌倒风险临床判断法（表3-1）进行评估。判断为跌倒低风险、中风险和高风险。该方法内容简洁、方便测评。当不符合跌倒风险临床判断法任何条目时，再使用Morse跌倒风险评估量表（表3-2），根据分值评估跌倒的风险分级。

表3-1　跌倒风险临床判断法

跌倒风险等级	病人情况
跌倒低风险	昏迷或完全瘫痪
跌倒中风险	存在以下情况之一： 1. 过去24h内曾有手术镇静史 2. 使用2种及以上高跌倒风险药物
跌倒高风险	存在以下情况之一： 1. 年龄≥80岁 2. 住院前6个月内有2次及以上跌倒经历，或此次住院期间有跌倒经历 3. 存在步态不稳、下肢关节和（或）肌肉疼痛、视力障碍等 4. 6h内使用过镇静镇痛、安眠药物

表3-2　Morse跌倒风险评估量表

项目	评分标准	分值
1. 跌倒史	近3个月内无跌倒史	0
	近3个月内有跌倒史	25
2. 超过1个疾病诊断	没有	0
	有	15
3. 行走辅助	不需要/完全卧床/有专人扶持	0
	拐杖/手杖/助行器	15
	依扶家具行走	30
4. 静脉输液/置管/使用特殊药物	没有	0
	有	20
5. 步态	正常/卧床休息/轮椅代步	0
	虚弱乏力	10
	平衡失调/不平衡	20

6．认知状态	了解自己能力，量力而行	0
	高估自己能力 / 忘记自己受限制 / 意识障碍 / 躁动不安 / 沟通障碍 / 睡眠障碍	15

结果解释：< 25 分为跌倒低风险，25 ～ 45 分为跌倒中风险，> 45 分为跌倒高风险。

2．身体状况

（1）跌倒现场状况：主要包括跌倒环境、性质、跌倒时着地部位、能否独立站起、现场诊疗情况、其他人员看到的跌倒相关情况等。

（2）跌倒后身体状况：主要检查是否出现与跌倒相关的受伤。老年人跌倒后容易并发多种损伤，需要重点检查着地部位、受伤部位、有无软组织损伤、骨折；检查外伤及骨折的严重程度，同时进行头部、胸腹部、四肢等的全面检查；观察生命体征、意识状态，检查听觉、视觉、神经功能等。

3．心理 – 社会状况

害怕再次跌倒使老年人外出活动减少，功能进一步减退，既增加了再跌倒的风险，又使老年人产生孤独、恐惧、无助等负性情绪，降低了生命质量。

4．辅助检查

X 线、CT 等。

（二）护理诊断 / 问题

（1）有受伤的危险：与跌倒有关。
（2）疼痛：与跌倒后软组织损伤 / 骨折损伤有关。
（3）恐惧：与害怕再跌倒有关。
（4）躯体活动障碍：与跌倒后软组织损伤 / 骨折有关。

（三）护理目标

（1）不发生跌倒，或者跌倒后能得到正确有效的处理。
（2）疼痛减轻。
（3）避免跌倒，减轻或消除恐惧心理。
（4）老年人降低的活动能力得到恢复或改善。

（四）护理措施

1. 紧急处理

老年人跌倒后，不要急于扶起，根据情况进行现场处理。

（1）确认伤情：①判断意识，意识不清者，立即抢救。呕吐者，将头偏向一侧，清理口、鼻腔分泌物，保持呼吸道通畅，必要时行胸外心脏按压；意识清醒者，询问老年人跌倒情况及对跌倒过程是否有记忆，如不能记起，提示可能为晕厥或脑血管意外，需要行 CT、磁共振等检查确认。②检查是否有口角歪斜、言语不利、手脚无力等，如有提示可能为脑卒中。③检查有无骨折，查看有无肢体疼痛、畸形、感觉异常及大小便失禁等。

（2）相关处理：有外伤、出血者，立即止血、包扎并进一步观察处理。如需搬运应保证平稳，尽量保持平卧姿势。如果老年人试图自行站起，可协助其缓慢起立，坐位或者卧位休息，确认无碍后方可放手，并继续观察。

2. 一般护理

（1）病情观察：严密观察生命体征、意识、瞳孔大小及对光反射，有无口齿不清，警惕内出血及休克征象、颅脑损伤等。

（2）跌倒后的长期护理：①生活护理：根据老年人的日常生活活动能力，提供相应的基础护理，满足其日常生活需求。②预防并发症：做好相关防护，预防压力性损伤、肺部感染、尿路感染等并发症。③功能锻炼：指导并协助老年人进行相应的功能锻炼，预防失用性综合征。

3. 心理护理

重点人群是发生过跌倒的老年人。要设法唤起他们的积极情绪，并共同制订针对性的预防再跌倒措施，以减轻或消除恐惧心理。

4. 健康指导

跌倒的健康指导，重点在于预防再跌倒的发生。

（1）预防再跌倒的措施。

1）防止跌倒：查找跌倒危险因素，评估跌倒风险，加强防跌倒知识和技能宣教，提高防跌倒意识，制订防治措施。跌倒预防措施包括风险程度及风险因素两大类（表3-3、表3-4）。

表 3-3　老年病人跌倒风险程度与预防措施

风险程度	预防措施
跌倒低风险（A）	1. 床边、就餐区、卫生间、盥洗间等跌倒高危区域及腕带上放置防跌倒警示标识 2. 日常用物、呼叫铃放在方便取用位置 3. 宜减少跌倒风险的因素，如协助肌力、平衡及步态功能训练改善步态不稳 4. 使用带轮子的床、轮椅等器具时，静态时应锁定轮锁，转运时应使用安全带或护栏
跌倒中风险（B）	1. 执行 A 的预防措施 2. 执行护理分级规定，确定病人需要照护的程度，按要求提供护理 3. 告知病人离床活动时应有他人陪同
跌倒高风险（C）	1. 执行 A＋B 的预防措施 2. 专人 24h 看护，保持病人在家庭照顾者的视线范围内 3. 应每班床边交接跌倒风险因素及跌倒预防措施的执行情况

表 3-4　老年病人跌倒风险因素与预防措施

风险因素	预防措施
直立性低血压	1. 指导病人体位转换时速度缓慢，避免弯腰后突然站起，减少弯腰动作及弯腰程度 2. 指导病人卧位转为站位时，遵循"三部曲"，即平躺 30s、坐起 30s、站立 30s 再行走 3. 指导病人睡眠时抬高床头 10°～30°，以舒适为宜 4. 指导病人淋浴时水温以 37～40℃为宜 5. 对病人有计划进行有氧耐力训练，站立时可行间歇踮脚尖或双下肢交替负重训练 6. 协助下肢静脉曲张或静脉回流差的病人穿弹力袜、紧身裤或使用绷带等 7. 指导病人一旦发生直立性低血压，或体位改变、外出行走出现头晕、肢体无力等不适症状时，应立即就近坐下或搀扶平躺休息；指导陪同人员按摩四肢并立即呼救
头晕、眩晕	1. 将头晕、眩晕引起跌倒的可能性提前告知病人和／或家庭照顾者 2. 鼓励病人记录头晕、眩晕病史日记 3. 评估头晕及眩晕感受、诱发因素、持续时间和强度、性质、相关症状、缓解方法 4. 指导病人头晕及眩晕时及时蹲下或扶靠牢固固定物体 5. 鼓励病人和（或）家庭照顾者参加由康复医师实施的前庭疗法
视力障碍	1. 如有不同用途的两副以上眼镜，应贴上相应的标签 2. 指导因视力减弱、曾有跌倒史或跌倒风险的病人使用单光眼镜 3. 护理偏盲病人时，宜站在盲侧，并通过声音等增强病人对空间、位置的感知 4. 发现病人存在尚未诊断的视力问题时，应报告医师
肌力、平衡及步态异常	1. 观察和询问病人在行走或平衡方面遇到的问题 2. 鼓励病人参加由康复医师制订的肌力、平衡及步态训练计划，并督促实施 3. 指导病人正确使用助行器等保护性器具 4. 严重骨质疏松、髋关节骨折的病人，可协助佩戴髋部保护器

大小便失禁、紧急频繁的排泄	1. 将病人安置在离厕所较近的区域，或在床旁提供洗漱和如厕的替代设施 2. 观察、识别病人大 / 小便失禁的原因 3. 对病人进行大小便自控能力训练 4. 制定如厕计划，对频繁如厕的病人，可使用大 / 小便失禁护理裤、护理床等
使用高跌倒风险的药物	1. 识别并明确告知病人和 / 或家庭照顾者可能增加跌倒风险的药物 2. 指导病人服用高跌倒风险药物时，在药效期内宜限制活动 3. 与医师沟通减少使用或及早停用高跌倒风险药物
认知功能障碍	1. 根据康复医师评定的认知功能受损情况提供帮助 2. 病人出现精神与行为症状时，应移除周围可能造成伤害的物品 3. 对产生幻觉并出现游走或夜间异常行为的病人，夜间可反锁门窗或实施保护性约束
携带导管	妥善固定导管、避免牵拉脱落，以免影响行走

2）合理运动：适合老年人的运动包括太极拳、散步、慢跑、游泳、平衡操等。

3）正确用药：指导老年人按医嘱正确服药，了解药物的副作用，注意用药后的反应。

4）使用保护器具：合理使用助行器具、视力补偿设施、助听器等。

5）改变不良环境：①合适的楼梯、阶梯宽度以及日用品易于取放是预防多次跌倒的重要因素。②安装感应灯具，保持室内明亮。③保持地面干燥、平坦、整洁。④家具简洁、适用，沿墙摆放，边缘钝性。

6）改变生活方式：①衣着舒适、合身，穿防滑鞋。②改变体位时动作宜慢。③尽量不要登高取物。④保证良好的睡眠质量。⑤避免睡前饮水过多导致夜间反复如厕，晚上床旁尽量放置小便器。⑥上下楼梯、如厕时尽可能使用扶手。⑦避免在照护人员看不到的地方独自活动。⑧避免去人多及路面湿滑的地方。⑨走路时速度宜慢并避免携带重物。⑩乘坐交通工具时，应等车辆停稳后再上下车。一防治骨质疏松症，适当补充维生素 D 和钙剂。

（2）跌倒后自我处置与救助：老年人独自在家跌倒后，躺在地上无法起来，时间超过 lh，称为长躺。具体的自我处置与救助方法有：①如果是背部先着地，先弯曲双腿，挪动臀部到放有毯子或垫子的椅子、床旁，平躺，尽早向其他人求助。②无他人帮助，休息片刻后，调整体位，尽快找到支撑物，尽早想办法向外界求助。

（五）护理评价

（1）老年人跌倒后是否得到正确有效的处理。

（2）老年人的疼痛是否得到缓解。

（3）老年人对跌倒的恐惧心理是否好转或消除。

（4）老年人降低的活动能力是否得到恢复或改善。

第六节　老年人性需求和性生活健康

一、老年人的性需求与现状

人类对性的需求不会因为年龄的增加而消退。适度、和谐的性生活对于夫妻双方的生理、心理、精神健康都有好处，这是日常生活不可替代的。近年来，越来越多的人们认识到了满足老年人性需求的必要性，社会对老年人情感追求的包容度大幅度增加，这是社会进步的标志。

二、影响老年人性需求与性生活的因素

（一）生理功能衰退

1．男性

表现为睾丸萎缩，雄性激素分泌减少，性欲下降等。

2．女性

卵巢萎缩，雌激素分泌减少，外阴和生殖道萎缩等。

此外，在外观上因老年人头发花白、驼背、皮肤皱褶或老年斑、牙齿缺失、女性乳房下垂等外形的变化直接影响了老年人的性兴趣，但不会导致老年人性行为无法进行或无法感受性生活的美好。

（二）常见疾病和药品的影响

老年人常见的心肌梗死、慢性阻塞性肺疾病、糖尿病、高血压等都会影

响老年人的性生活。尤其是心肌梗死的老年人对性生活常出现害怕的心理；糖尿病会导致女性老年人阴道感染，出现性交不适或疼痛，还会使男性老年人勃起功能障碍，性欲下降；帕金森病的老年男性，可出现阳痿等影响正常的性生活。长期服用降压药、抗精神病药、镇静催眠药等的老年人，容易导致性功能下降。

（三）性知识的缺乏

在老年人观念中，一部分认为性生活是年轻人的事情，如果自己还有性需求是不正常；另一部分认为自己的生理器官老化了，加上对性能力和性刺激反应降低，导致心理上恐惧，认为自己性能力丧失，于是不再和性伴侣有身体上的接触。老年人的性能力很大程度上受个人观念、性知识和性经历的影响。

（四）社会文化和环境因素的影响

在社区居家环境中，老年人如果没有自己独立的私人空间，不利于老年夫妻间亲密感情的表达，会影响老年夫妻性爱的实现。在多子女家庭，如果老人由不同的子女赡养，致使老年夫妻长期人为分居，会影响老年人的性生活。此外，我国养老机构居室的设计也往往忽略了老年人的性需求。在中国某些传统落后的价值观笼罩下，老年人性需求成为被人羞于提及的话题。

三、老年人性生活的健康指导

（一）一般措施

应针对性地对老年人进行性健康教育，帮助他们树立正确的性观念，客观地对待老年人的性需求。鼓励老年配偶或老年性伴侣间积极地沟通，提醒老年人要注重外观上的修饰和着装，可根据个人的喜好和习惯打扮，主张为老年人创造合适的私人空间，注重环境的隐蔽性，享受性乐趣。

（二）健康指导

1. 性生理健康指导
包括性生活频度的调适、性器官的清洁以及性生活安全等。其中性生活的频度取决于健康状况和习惯，性器官的清洁在性健康中十分重要。男女双方在性生活之前要清洗外阴，以防不洁性生活导致双方的生殖系统感染。老年人在性生活的过程中还应注意必要的安全措施，如性伴侣的选择、安全套的使用。

2. 性心理健康指导

适度的性生活可使老年人身心放松，对保持积极乐观的健康心理尤其重要。医学上有协助勃起障碍的老年人改善性功能的方法，满足性需求。对于有性生理需求但性功能障碍的老年人，或者高龄、残障、独居、丧偶老年人，无法进行性生理活动者，可以增加兴趣爱好、组织集体活动、观看影视娱乐节目等方式感受生活的乐趣及美好，弥补老年人失落、自卑、无能的负性情绪。

老年人最常见的性活动是抚摸。通过亲近、抚摸、亲吻、拥抱、倾诉等情感活动加强亲密感，获得生理、心理的满足，有效地减少孤独、寂寞、空虚等不良情绪，使老年人身心愉悦，有利于健康长寿。

第四章

老年期常见的心理与精神问题的康复护理

随着社会的进步与发展，寿命的延长，人口老龄化已成为世界各国面临的社会问题。我国 60 岁以上的老年人有一亿多，这标志着我国已进入老龄化。老年期是实现人生价值的最后时期，在这时期更容易患多种心理和精神问题，因此，做好老年人的心理和精神问题的康复护理，使老年人身心愉快地安度晚年也成为当今老年康复护理的重要内容之一。

第一节　老年人常见的心理问题

步入老年后，身体的各个器官会逐渐发生器质性的病变，生理机能也随之衰退影响正常的生活。退休、丧偶、患各种慢性病也影响着老年人的身心健康，了解老年人的心理变化，对老年人心理问题的康复护理尤为重要。

一、老年人心理变化的特点及影响因素

人的心理变化与自身的生理条件、生活环境、社会变化、生活方式等多种因素有关。

（一）老年人的心理特点

（1）心理老化与生理老化不同步。老年人的身体衰老，生理功能逐渐衰退。有的老年人奋进，在老年仍有建树，而有的老年人则比较颓废。

（2）老年人的心理变化与老年人个体的心理特点有密切联系。勤于用脑智

力衰退的速度比懒于用脑慢，情绪稳定开朗乐观的老人智力衰退速度比较慢；反之则快。

（3）心理变化个体差异较大。遗传、社会环境、个人生活经历的不同使老年人心理变化有较大的差异。

（4）心理发展的潜能和可塑性。老年人心理变化受环境因素影响较大。正确引导可对其产生一定的正面作用。

（二）老年人心理变化的影响因素

（1）生理功能的衰退。人体各个系统的生理变化和衰退使老年人听觉视觉衰退、感觉运动迟缓、记忆力下降、精力和体力的不足都会对日常生活产生影响，导致老年人悲观、孤独、消极情绪。

（2）经济状况。老年人的经济主要靠自己劳动的收入和儿女的供给，对于经济收入不多社会地位不高和无子女的老人容易产生自卑心理。

（3）角色转变。这是老年人离退休后的心里不适应的重要影响因素。离退休是一种正常的角色变化，有些老年人从以前的忙忙碌碌转变为平淡，加之离退休后社会地位的改变难以适应，使老年人产生了失落、抑郁、无用感等心理变化。

（4）疾病的损害。老年人长期患病或身体有伤残的，治疗过程漫长，效果缓慢造成部分老年人经济困难并感到治愈希望渺茫，产生消极情绪使老年人疾病加重而影响心理健康。

（5）死亡临近的影响。主要有理智型、积极应对型、接受型、恐惧型、解脱型、无所谓型6种心理表现。

二、老年人常见的心理问题康复护理

（一）离退休综合征

指老年人由于离退休后不能适应新的社会角色、生活环境和生活方式的变化而出现的焦虑、抑郁、悲观、恐惧等消极情绪，或因此产生偏离常态的行为的一种适应性的心理障碍。

1. 发生离退休综合征的原因

发生离退休综合征有多种方面的原因，心理原因主要有以下几个方面：

（1）失落感。老年人在离退休后失去工作，也失去了权力地位、金钱、人际关系，说话不管用了，求人办事难了而发出老而无用的失落感，而这种失落感会使老人觉得年老就意味着丧失。

（2）孤独感。由于退休老人的社会活动减少了，活动范围变狭窄，特别是儿女在外地、丧偶老年人容易产生孤独感，而对自身价值和生命存在表示怀疑甚至是绝望。

（3）空虚感。老年人在离退休前有事业、有追求、有精神寄托，不会有空虚感；而离退休后空闲时间多了，感兴趣的活动少，就会无所事事，百无聊赖产生消极情绪，加速老年人的衰老，如果这种空虚感持续时间过长，会引起老年人失眠，对周围事物缺乏兴趣，悲观绝望，甚至自杀等严重影响老年人的身心健康。

（4）焦虑感。焦虑感是指个体在面临现实存在的或预计会出现的对自身会产生某种威胁的客观事物所引起的一种心理体验。产生的消极作用大于积极作用，会加重老年人的心理压力，引发老年人离退休综合征，严重影响老年人的身心健康。

（5）怀旧感。怀旧感是指个体面对老年期的处境而产生的对年轻时代的故人故物怀念留恋的一种心理体验，绝大多数是老年人有这种心理状态。有些老年人通过回忆使自己忘却现实的烦恼，使自己身心愉快，有些老年人习惯用老眼光看新问题，难以从现实中解脱出来；还有些老年人过分怀旧，尤其是丧偶老人沉浸在对已故亲人的思念之中，影响老年人身心健康。

2. 与离退休综合征密切相关的因素

主要与老年人的个性特点、有无思想准备、个人爱好、人际关系、职业性质、性别、文化程度、年龄大小等多种因素密切相关。

3. 离退休综合征的护理措施

（1）调整心态，顺应规律。衰老是人体发展的自然规律，离退休也是社会新陈代谢的一种手段，老年人在心理上要认识和接受这个事实。因此老年人在离退休后要消除"老而无用""人老珠黄"的悲观思想和消极情绪，重新安排自己的生活工作和学习，做到老有所为、老有所用、老有所学、老有所乐。

（2）发挥余热，重归社会。如果离退休后身体健康，精力充沛有一技之长的老年人可以做一些力所能及的工作，一方面可以实现自我价值；另一方面可以使自己精神上有所寄托，充实离退休后的生活以增进身心健康。

（3）善于学习，勤于思考。一方面学习能促进大脑的灵活运用，延缓智力衰退；另一方面老年人通过学习，树立新观念，跟上时代的步伐。

（4）培养兴趣，寄托精神。

（5）扩大社交，排解寂寞。

（6）生活规律，做好保健。

（7）药物和心理治疗。当老年人出现身体不适、心情不佳时切忌讳疾忌医。对患失眠，焦虑不安的离退休老人可在医生指导下适当的服用药物，接受心理治疗。

（二）空巢综合征

空巢是指无子女或子女长大后相继分离出去，只剩下老年人独自生活，这些空巢老人、老夫妇或两代老人居住的家庭就形成"空巢家庭"。随着社会的发展，空巢老人已成为当今社会最重要的老龄化问题之一。

空巢综合征是指老年人生活在空巢环境下，由于人际关系疏远而产生被分离舍弃的感觉，常出现孤独、空虚寂寞、伤感、精神萎靡、情绪低落等一系列心理失调症状。

1．原因

老年人独居时间增多，儿女不在身边，易产生孤苦伶仃、可怜、可悲的消极情绪。传统观念受冲击，有些老人有养儿防老的传统思想，对儿女的依赖性强。养老体制不健全，许多老人无法到养老机构安度晚年。老人离退休后生活变化不适应，寂寞等。

2．症状表现

（1）精神空虚，无所事事。

（2）孤独悲观，社会交往少。

（3）躯体症状：受空巢应激产生的不良情绪可导致一系列躯体症状和疾病，如失眠、消化不良、高血压、冠心病等。

3．康复护理措施

（1）首先要鼓励老人的老伴尽可能地关心体贴对方。

（2）子女应理解老人，常回家探望老人，常与父母进行思想感情交流，为父母解决实际问题。

（3）鼓励老人发挥余热，积极参加社区活动。

（4）支持丧偶老人再婚，能相互照应。

（5）必要时接受心理医生指导和心理治疗。

（6）在社区建立专业的老年人心理咨询站和服务热线，全社会建立完善的老人服务网，解决老年人担心遇到突发事件的后顾之忧。

（三）高楼住宅综合征

长期居住在高层闭合式住宅内，与外界联系少，很少到户外活动，从而引起一系列生理心理的异常反应，多见于离退休的老年人，冬春季多见。

主要表现在：体质虚弱，面色苍白，四肢无力，不爱活动，难以适应天气变化，性格孤僻，难以与人相处等。可导致老年人高血压，糖尿病，冠心病，老年肥胖症等多种老年慢性病，也导致老人与子女关系紧张等。

高楼住宅综合征预防和护理：

主要鼓励居住高楼的老人参加社会活动，增加人际交往，加强体育锻炼，根据自身体力、兴趣选择，如散步、打太极拳、做体操等项目。要每天下楼到户外活动一两次，并持之以恒。

三、老年人心理健康的促进与维护

第三届国际心理卫生大会将心理健康（mental health）定义为"所谓心理健康是指个体在身体、智能及情感上与他人的心理健康不相矛盾的范围内，将人心境发展成最佳状态"。

1. 老年人的心理健康的标准

目前，国内外尚无心理健康的统一标准，综合国内外心理学家对老年人心理健康标准的研究，结合我国老年人的实际情况，国内的心理学家认为老年人的心理健康标准体现在以下 6 个方面：

（1）认知正常。这是判断心理健康的首要标准。老年人认知正常体现在感知觉正常、记忆正常、思维正常等。

（2）情绪愉快而稳定。具有健康的情绪体验是心理健康的重要标志，能正确判断，客观地评价，消极的情绪要适度的宣泄。

（3）人际关系的和谐。有正常的社会活动，言行举止符合自己的年龄和身份。

（4）适应环境。以正确态度面对现实，接受现实，能积极应对老年人常见的心理问题和慢性躯体疾病。

（5）心理行为符合年龄特征和角色特征。人的心理和行为表现随年龄而变化发展的，有年龄阶段性。处于同一年龄阶段的人的心理和行为具有一些共同的特征，一个心理健康的人，应具有同年龄大多数人相符的心理行为特征。

（6）人格完整，行为正常。心理健康的老人行为的外在表现和内在反应是一致的；前后行为是统一的；行为反应的强度和刺激的强度是一致的。

2．老年人心理健康的促进与维护

（1）帮助老年人尽快地适应离退休后的生活。丰富生活，明确生活的意义，树立老有所为，老有所乐的新观念。

（2）指导老年人培养良好的生活习惯。起居规律，要有良好的作息，戒烟戒酒，饮食清淡易消化，合理运动，居住环境光线柔和，温度适宜。

（3）弘扬中华民族的传统美德，创造尊老、爱老、敬老的社会氛围。

（4）建立广泛的社会支持系统，为老年人提供优质的心理卫生服务。

第二节　老年期常见的精神障碍

随着人口的逐渐老龄化，老年期精神障碍的发病率逐年增加，人们的重视程度也在逐步加深。对于老年期精神障碍的康复护理也就更为重要。

一、老年期精神障碍的特点

老年期精神障碍多由脑器质性疾病导致，它的发作有其年龄特征，在诊断和治疗方面应与一般的精神障碍有所区别。

（1）多数表现出神经衰弱、失眠、抑郁、猜疑、幻觉、妄想、意识障碍，有的则表现出兴奋、烦躁、干扰家人等。

（2）当疾病进展，会有记忆减退、焦虑不安、注意力不集中等情况。重者理解判断力低下、计算力不好、生活处理差、情感迟钝等。

（3）当记忆力明显减退时，应首先考虑脑的器质性疾病，最多见的是脑动脉硬化和阿尔茨海默病（即老年痴呆症）。脑动脉硬化者一般有长期高血压病史，对于后者，应去医院检查明确诊断。

（4）老年期抑郁症的老人一般表现情绪低落、沮丧、不愿与人交往，并伴有睡眠障碍、食欲减退、易疲劳等，但是老年期抑郁症患者记忆力减退不明显，主要是情绪抑郁，要与脑器质性疾病鉴别。

二、老年人常见精神障碍与康复护理

（一）老年期抑郁症

抑郁症是一种以持久（至少2周）的情绪低落或抑郁心境为主要临床表现的精神障碍，又称情感障碍。老年期抑郁症是指发生于老年期（大于等于60岁）这一特定人群的抑郁症，包括原发性抑郁（含青年或成年期发病、老年期复发）和见于老年期的各种继发性抑郁。它以持久的抑郁心境为主要临床特征，其主要表现为情绪低落、焦虑、迟滞和躯体不适等，且不能归于躯体疾病和脑器质性病变。是老年人最常见的精神疾病之一。

1. 康复护理评估

（1）健康史。多数病人具有数月的躯体症状，如头晕、头痛、乏力、全身不确定性不适感，失眠、便秘等。有些病人患有慢性疾病，如高血压、冠心病、糖尿病等，或有躯体功能障碍。老年期抑郁症的发病与下列因素有关：遗传因素、生化异常、神经内分泌功能失调、心理社会因素、具有突出的回避和依赖的人格特征。

（2）临床表现、老年抑郁症病人的症状与年轻病人的症状基本相似，有"三低"症状，但也有某些特点。①疑病性。②激越性。③隐匿性。④迟滞性。⑤妄想性。⑥自杀倾向：自杀是抑郁症最危险的症状。自杀行为在老年期抑郁症病人中很常见，很坚决。⑦抑郁症性假性痴呆。⑧季节性。

（3）辅助检查。采用标准化评定量表对抑郁的严重程度来评估，如老年抑郁量表（GDS）、流调中心用抑郁量表（CES—D）、汉密尔顿抑郁量表（HAMD）、Zung抑郁自评量表、Beck抑郁问卷（BDI），GSD较常用。CT、MRI显示脑室扩大和皮质萎缩。

（4）心理与社会状况。

2．康复护理诊断

（1）个人应对无效。与记忆力丧失和（或）判断力丧失有关。

（2）记忆受损。与阿尔茨海默病记忆细胞丧失和变性有关。

（3）思维过程紊乱。与认知障碍或丧失有关。

（4）语言沟通障碍。与大脑语言中枢功能受损或认知障碍或丧失有关。

（5）生活自理缺陷。与认知障碍或丧失有关。

3．康复护理措施

老年期抑郁症的治疗以药物为主。

（1）心理护理。

①非语言疗法：由于老年患者认知能力下降，语言交流受限制，可采用拉拉老人的手、抚摸老人、陪老人坐坐等，能有效地改善老年抑郁患者无力感和自卑感。

②呼吸疗法：护士应指导患者腹式呼吸、吹哨式呼吸、慢节律呼吸可使身心放松。

③音乐疗法。

（2）日常生活护理。

①日常生活能力（ADL）训练，督促一般患者做好晨晚间护理，能自己吃饭，让患者重复练习穿脱衣服的能力。

②放松训练可采用坐位和卧位，从头部逐步放松，两肩放松，胸部放松，腹部放松。这种放松疗法可降低血压，减慢心率，减少肌肉的紧张。

（3）安全护理。严格执行护理查房制度，尤其是对于有自杀倾向者，评估自杀原因和可能的方式，提供安全的环境。

（4）注意观察药物的不良反应。使用抗抑郁药物，密切观察药效和不良反应。抗胆碱能副作用是最常见的副作用，主要表现口干、便秘、视物模糊等，服药期间避免驾驶和从事危险性运动，忌饮酒等要严格掌握适应证和禁忌证。

（5）健康指导。介绍有关抑郁症的知识；指导家庭应对技巧；进行日常生活指导。

（二）老年性焦虑症

焦虑症原称焦虑性神经症，以广泛和持久性的焦虑或以反复发作的惊恐不安为主要特征的神经症障碍，往往伴有头晕、胸闷、心悸、呼吸困难、口干、尿频、出汗等自主神经系统症状和运动性不安等症状。老年焦虑症的识别率较低，是导致老年人精神障碍、自杀等威胁老人健康的一大杀手。

1. 康复护理评估

（1）健康史。遗传因素在家族中在焦虑症的发展中起重要作用，其血缘亲属中同病率为 15%，远高于正常居民；双卵双生子的同病率为 25%，而单卵双生子为 50%。有人认为焦虑症是环境因素通过易感素质共同作用的结果，易感素质是由遗传决定的。焦虑反应的生理学基础是交感神经系统和副交感神经系统活动的普遍亢进，常有肾上腺素和去甲肾上腺素的过度释放。躯体变化的表现形式决定于患者的交感、副交感神经功能平衡的特征。

（2）临床表现。老年焦虑症往往表现为心烦意乱、注意力不集中、焦虑紧张、脾气暴躁等。因其症状特点与其他精神类疾病有类似之处，所以极易混淆。

一般而言，焦虑可分为三大类：

1）客观性焦虑。如爷爷奶奶渴望孙子考上好大学，在考试前爷爷奶奶显得非常焦急和烦躁。

2）神经过敏性焦虑。即不仅对特殊的事物或情境发生焦虑性反应，而且对任何情况都可能发生焦虑反应。它是由心理因社会因素诱发的忧心忡忡、挫折感、失败感和自尊心的严重损伤而引起的。

3）道德性焦虑。即由于违背社会道德标准，在社会要求和自我表现发生冲突时，引起的内疚感所产生的情绪反应。有的老年人怕自己的行为不符合自我理想的标准而受到良心的谴责。

（3）辅助检查。采用标准化评定量表对焦虑的严重程度来评估。

（4）心理与社会状况。老年人遇到的生活事件如退休、丧偶、家庭纠纷、经济窘迫、躯体疾病等对老年人的构成心理刺激，影响其情绪，当达到一定程度时，会引起老年人焦虑症。

2. 康复护理诊断

（1）营养失调：低于机体需要量与摄入营养物质不足、不能满足身体需要有关。

（2）个人应对无效：与记忆力下降有关。

（3）生活自理缺陷：与记忆力下降有关。

（4）潜在并发症：自杀。

3. 康复护理措施

（1）预防措施。要有一个良好的心态。首先，要乐天知命，知足常乐。古人云："事能知足心常惬。"老年对自己的一生所走过的道路要有满足感，对退休后的生活要有适应感。不要老是追悔过去。其次，要保持心里稳定，不可大喜大悲。要心宽，凡事想得开，要使自己的主观思想不断适应客观发展的现实。最后是要注意"制怒"，不要轻易发脾气，要学会自我疏导、自我放松。

（2）药物治疗。一种是苯二氮类药物，这是目前临床应用较为广泛的一类药物，品种很多。还有一种非苯二氮类药物，属于新一代抗焦虑药，根据症状还可以用一些抗抑郁药，但这些药物使用都有严格要求，必须由专科医师进行。

（3）心理治疗。常用的有认知疗法、放松疗法、行为疗法和支持疗法等。值得注意的是，在很多老年人身上也存在着焦虑过多的现象，这常称为老年焦虑症，但人们往往忽略这种心理疾病，而把原因归结到一些器质性疾病，比如心脏病、糖尿病，认为是这些疾病的症状。

（4）认知疗法。是目前心理治疗中最常用的治疗方法。因为患者对焦虑症不了解或有不正确的认识，对患者的情感体验和躯体感受应给予合理的解释，消除或减少其对疾病的过度担心和紧张，从而调动患者的能动作用。若同时联合药物治疗，更会提高疗效。

（5）放松疗法。是按照从上到下一定的顺序，依次进行收缩和放松头面部、上肢、胸腹部和下肢各组肌肉的训练，达到减轻焦虑的效应。冥想也有类似作用。

（6）行为疗法。多用于恐惧症和强迫症的治疗，治疗方法有系统脱敏法和暴露法等。

（7）"迪普音"音乐疗法。迪普音是一种对频率、相位都进行过特殊处理的声音，它的频率与人耳固有频率相同，能够在耳蜗、耳前庭狭窄的空域内引起共振，并通过共振对中耳、内耳进行按摩理疗，对耳神经能起到调剂的作用，减轻耳前庭功能紊乱状态，反馈到人的大脑，中枢神经和脑垂体，帮助内啡肽生成，降低、抚平焦虑不安的情绪。

（8）支持疗法。老年患者大多伴有某些心理问题，需要有人来帮助和支持解决，尤其是亲属的参与更为重要。

上面介绍的几种心理疗法，应由受过专门训练的心理治疗师来实施。通过合理的药物治疗和恰当的心理治疗，老年焦虑症会得到明显改善，并可争取到良好的预期。

（9）体育治疗。体育治疗和心理治疗中的松弛疗法很相似，但是锻炼疗法让老人有种自我做主的自由感，而不是被人强迫着去治疗。大家都知道不管在怎样的情况下，适度的锻炼对人体是有益无害的。而且研究也发现，如果老人每天都能够在早晨或者是下午时刻坚持 1 个小时左右的适度锻炼，比如慢跑，太极拳，瑜伽等，在锻炼的时候尽情地去发泄自己所有的烦闷和不满，不要去想那些不值得自己去担心，自己不必要去担心的事情，老人的病情会得到很好的缓解和控制。

4．康复护理评价

通过治疗和护理，使得老人的焦虑有所改善，生活基本能自理，延缓患者病情的发展，提高生活质量。

（三）老年性痴呆

老年性痴呆又称为阿尔茨海默病，常起病于老年或老年前期，是一种原因未明的中枢神经系统原发性退行性变疾病。病程缓慢且不可逆，主要临床症状为痴呆性综合征。记忆障碍为本病的首发症状。发病率随着年龄增长而升高，随教育程度提高而下降，女性明显高于男性。

1．康复护理评估

（1）健康史。家族史是该病的危险因素。遗传学研究证实该病常因染色体显性基因所致。

（2）躯体症状。发病缓慢隐匿，病人及家属常说不清何时起病，多见于70 岁以上的老人，主要表现为认知功能下降，精神症状和行为障碍、日常生活能力的逐渐下降。根据认知能力和身体机能恶化程度分成三个时期。

第一期：（1—3 年）轻度痴呆期。表现为记忆减退，对近事遗忘突出；判断力下降；不能对事件分析判断，难以处理复杂问题；情感淡漠，易激怒；出现空间定向障碍易迷路等（表4-1）。

表 4-1　良性老年记忆减退与痴呆的鉴别要点

	良性记忆减退	痴呆
原因	主要是再现过程出现问题，即不能自如地从记忆库中提出已有的信息（如记不得熟悉人的姓名，经提示能回忆起来）	主要是大脑记忆库中信息不断丢失，新的信息又不能储存，以至于大脑的储存信息越来越少
记忆减退程度	较轻，次要信息会忘记，重要的个人资料不会忘记	进行性加重，早期近事遗忘，晚期远期记忆也受影响，最后记忆库中资料全部丢失
进展速度	缓慢	记忆减退速度明显加快，后期可发展到全面痴呆
伴随症状	无	出现其他智能障碍和精神症状，如幻觉、人格改变、失语、失写、失用等

第二期：（2—10 年）中度痴呆期。表现为远近记忆严重受损，时空定向障碍；在处理问题、辨别事物的相似点和差异点方面有严重损害；不能独立室外活动，不讲卫生，不修边幅，不能计算，并出现失语、失用、失认等神经症状；烦躁不安生活能力下降，需要别人协助才能进食、穿衣、大小便等。

第三期：（8—12 年）重度痴呆期。患者完全依赖家人照顾，大小便失禁，呈现缄默，躯体僵直，查体锥体束征阳性，有握持、吸吮等原始反射，一般死于感染的并发症。

2．康复护理诊断

（1）心理一社会因素。认知功能低下、教育水平低或文盲、无职业、不参加集体活动、缺少阅读及必要的娱乐活动、自我评价健康状况差的老人，患该病的几率比较高。

（2）辅助检查。

1）影像学检查。计算机断层摄像（CT）和磁共振成像（MRI）可见脑皮质萎缩明显，脑室扩大，脑沟变深。

2）心理学检查。简易精神量表（MMSE），长谷川痴呆量表，日常能力评估量表，记忆和职能量表等。

3）血液检测和脑脊液检测。

3．康复护理措施

评估功能及康复护理。老年性痴呆患者在记忆、言语、吞咽等功能上都表现出明显的退化。评估功能主要从语言、认知、心理状况、吞咽、排泄、听觉、视觉等方面进行。评估后可以通过保持规律的生活作息，熟悉的生活环境，保证充足的睡眠时间帮助改善记忆力；以读书看报交谈等方式培养患者的好奇心，来恢复患者的语言功能并保持大脑的灵活；对视觉障碍的患者，佩戴辅助用具指导患者使用；对吞咽困难呛水的患者可进行吞咽训练。

1）饮食睡眠的护理。保持科学的饮食结构，食物多样化，以高蛋白易消化的饮食为主，对于吞咽困难的应用鼻饲，预防吸入性肺炎；对睡眠时间颠倒的老年痴呆患者白天可安排适度的体育活动或益智游戏，对失眠患者可适当用镇静药。

2）安全管理。创造安全的环境，穿合适的裤子和防滑鞋，使用保护性防护用具使用床挡，必要时进行约束。做好发生意外的准备。密切观察患者的举止，加强药品物品的管理，让患者远离电源、煤气、化学物品、尖锐器皿等。

3）预防压疮的发生。长期卧床的病人要 2 小时翻身叩背一次，经常按摩受压部位一般每天 4—6 次，每次 10 分钟，保持清洁干燥，勤换洗。

4）心理护理。采用合适的语言与非语言交流技巧，医护人员细心观察患者的病情发展，及时发现并解决现存的或潜在的护理问题，关心理解老人，观察老人思想和内心活动，采用有效的诱导方法使老人心情愉悦，情绪稳定。

5）健康指导。全社会普及老年痴呆的预防知识，做到早发现、早诊断、早治疗。积极合理用脑，生活规律，充足的睡眠，保持心情舒畅等预防早期痴呆的发生。

4. 康复护理评价

通过治疗和护理，使老人的认知能力有所改善，生活基本能自理，延缓患者病情的发展，提高了生活质量。

（四）血管性痴呆

血管性痴呆是指脑血管病变导致的智能及认知功能障碍综合征，是老年性痴呆的常见病因之一。血管性痴呆可由缺血性卒中、出血性卒中及全脑性缺血缺氧所引起，由于卒中病灶的部位、大小、数量不同，认知功能的损害也不同（表4-2）。

导致血管性痴呆的因素尚不清楚，可能与年龄、文化程度低、高血压、糖尿病、高血脂、脑卒中史有关。

1．护理评估

（1）健康史。发病前有高血压史、脑血栓、脑血管意外发作史等。

（2）症状和体征。同时具备痴呆症状（遗忘及认知障碍）和局灶性神经系统体征（有偏瘫、感觉障碍、同向性偏盲、中枢性面瘫、构音障碍和病理症等表现及影像学证据），临床表现依据病变部位不同而不同。

（3）社会与心理状况。同阿尔茨海默病。

（4）辅助检查。CT 和 MRI 所示与脑血管病变表现一致。

2．康复护理诊断

（1）个人应对无效。与记忆力丧失和（或）判断力丧失有关。

（2）记忆受损。与记忆细胞丧失和变性有关。

（3）思维过程紊乱。与认知障碍或丧失有关。

（4）语言沟通障碍。与大脑语言中枢功能受损或认知障碍或丧失有关。

（5）生活自理缺陷。与认知障碍或丧失有关。

3．康复护理计划与实施

（1）用药的护理。积极治疗原发病，尼莫地平是国际公认的药，既有能选择性地扩张血管的作用又能改善智力；应用改善认知和促进脑细胞代谢的药物，如毗拉西坦等；应用抗精神病药物对症治疗。

（2）多动脑。耐心训练患者语言，知道多用脑，用记忆、计算、读书刺激大脑，制订详细护理计划，定期组织病人读书，看报等活动。

（3）饮食多样化。少食多餐清淡为主，多选择易咀嚼、易吞咽、易消化的食物。与家属密切合作，共同制订康复方案。

（4）心理护理。由于痴呆病人出现智力衰退，也常发生情绪变化，除必要的药物治疗、护理、补充营养、智力训练和康复运动外，心理护理和治疗也非常重要。

（5）健康指导。及早发现并避免脑卒中的危险因素，戒烟戒酒，合理饮食，有家族史的进行遗传学检查。

表 4-2　阿尔茨海默病与血管性痴呆的鉴别

	阿尔茨海默病	血管性痴呆
起因	渐进	较急、发作性的，高血压史
病因	进行性缓慢发展	波动或阶梯恶化

早期症状	近记忆障碍	脑衰弱综合征
精神症状	全面痴呆性痴呆 判断力、自知力丧失 早期有人格改变 情感淡漠或欣快	以记忆障碍为主的局限 判断力、自知力较好 人格改变不明显 情感脆弱
神经系统	早期无局限性体征	存在自限行症状和体征
影像学检查	弥漫性脑皮质萎缩化灶	多发性梗死、腔隙或软

第五章

老年人常见疾病与护理

老年病（elderly disease）是指由于衰老引起的一系列与增龄相关的疾病（age-related disease）及伴随的相关问题，包括衰老相关问题，长期疾病引起的问题，神经退变引起的心理健康相关问题。老年病的产生存在个体间的高度异质性，与遗传和环境因素密切相关，60 岁以上人群，随年龄的增加，遗传因素的影响越发明显。

第一节　老年疾病的主要特点

老化引起的老年高发疾病威胁老年人生存质量。根据流行病学调查，老年人心脑血管疾病、呼吸系统疾病及肿瘤疾病较多见。地区不同，疾病患病率的顺位也不同，如北京以心脑血管疾病为首位，而上海则以肿瘤性疾病为首位。

一、病因学与诊断学特点

（1）病因复杂。多种病因同时存在。

（2）早期诊断困难。老年人记忆力差，反应慢，对疼痛反应不敏感，病理改变与自觉症状不成正比，常延误诊断。

（3）病史采集困难。老年人听力减弱，记忆和感觉功能减退，语言表达不清，理解能力和思维能力迟缓，采集反应真实情况的病史有困难，而通过家人或邻居等提供现病史不确切或不够全面，影响老年人疾病的早期诊断。

（4）病情重、症状轻，容易误诊、漏诊。老年人患病或原有疾病加重，常常表现为轻者精神萎靡，重者嗜睡甚至昏迷，而且同样的症状在不同年龄的诊断可能不同，如胃灼热或心前区疼痛，在青年中以消化性溃疡多见，而老年人则有食管炎、心绞痛、心肌梗死的可能。

二、临床特点

老年病表现出的共有临床特征。

（一）起病隐匿，发展缓慢

疾病发生时，有的老年病人并无任何不适或突出的反应，可以像往常一样生活或工作。

（二）症状、体征不典型

老年人由于神经系统和全身反应较迟钝，对痛觉敏感性降低，应激能力下降，对疾病的反应也相对降低，因而临床症状往往不典型，甚至不表现出临床症状。

（三）多种疾病同时存在

老年人患有多种疾病。国外一项研究显示，65 岁以上老年人平均患 7 种疾病。

（四）易出现意识障碍

有些老年人常以意识障碍为首发症状，如脑卒中等，还见于使用中枢神经系统抑制性药物时，甚至直立性低血压时，有的老年人可表现意识突然丧失。

（五）易出现并发症和后遗症

老年病人易出现并发症，如水、电解质和酸碱平衡紊乱，运动障碍，压疮等。老年人器官老化、功能低下、患有多种慢性病，易出现多器官功能衰竭。

（六）其他

伴发各种病理心理反应；治愈率低，预后不良，死亡率高。

三、治疗学特点

老年人由于长期患有多种慢性病及衰老等因素的影响，一般难以治愈，老年医学治疗的主要目的是减轻病人痛苦，尽可能恢复生理功能。药物治疗是最重要的治疗措施之一，但老年人肝、肾功能减退导致对药物代谢和排泄降低，对药物的敏感性改变以及多药合用所致的药物相互作用等因素，使老人更容易发生药物不良反应，影响疗效。

（一）依从性差

部分老年病人不能遵医嘱用药。

（二）用药种类多

老年人因多病共存，常常需要服用多种药物。

（三）药物疗效反应不一

老年人由于个体差异大，对药物反应性不同，用药剂量存在差异。

（四）药物不良反应多

老年人肝肾功能减退，药物代谢缓慢，半衰期延长，容易导致药物蓄积，致使药物不良反应明显增多。

四、预后学特点

老年人患病常因病情复杂、合并症多，所以病程长，康复慢。老年人预后不良主要表现为治愈率低和死亡率高。

五、护理学特点

老年病的特殊性要求护士对老年人应做全面而细致的评估，从多途径提供满足病人所需的照顾，加强个体的自我照顾能力，使老年人保持尊严和舒适，提高生活质量。

（一）细致观察病情

老年人患病后常缺乏典型的症状和体征，即使病情重往往临床表现较轻，甚至没有明显症状。因此对老年病人应仔细观察症状、体征等微小变化，及时发现和处理。

（二）强基础护理

清洁、安静、舒适、温湿度适宜的病室环境可以让老年人心情舒畅，减缓失眠、焦虑和急躁等，有利于康复。护理工作尽量保证病房的安静，保证病人足够的睡眠。做好病室的消毒和清洁工作，防止病人受凉感冒。

（三）注重心理护理

老年人对疾病的心理承受能力下降，特别是躯体的疼痛、呼吸困难或其他不适，使得一些老人对死亡产生恐惧心理，而老人又怕给亲人带来负担麻烦，更容易产生焦虑、恐惧、失眠等现象，导致有的病人对临床治疗产生抵触，甚至会产生厌世绝望的极端情绪。因此在护理工作中做好对病人的解释和疏导，耐心倾听，理解其健忘和啰嗦，尽量满足其合理要求，使病人积极配合治疗和护理。

（四）监测病情和用药

严密监测病人的意识、生命体征和病情的变化，出现异常时要及时通知医生。护士要掌握老年病人的用药情况，熟悉药理作用、常用剂量、副作用、注意事项，对药物的不良反应做到早发现、早处理，使药物治疗取得最佳疗效。

（五）重视饮食护理

指导老年病人根据病情进食，少吃煎炸类食物，多吃富含维生素等营养丰富的清淡、新鲜食物。

（六）做好健康指导

积极向老年病人宣传疾病预防和治疗知识，提供健康咨询和卫生指导。鼓励老人参加社会活动，做好老年疾病保健，定期检查。

为了避免与内科护理学的重复和进一步突出老年护理的特点，根据老年病的流行特点，本章重点选择了 15 种老年人常见的疾病进行介绍，重点突出老年人不同于一般成年人的特点。

第二节　感官常见疾病与护理

一、老年性耳聋及其护理

老年性耳聋（presbycusis）是指随着年龄的增长，听觉器官不可逆性的衰老退变，为双耳对称性、缓慢听力下降。遗传、环境、饮食、精神因素等与老年性耳聋关系密切。

（一）护理评估

1．健康史

询问老年性耳聋病人近期是否有听力下降；有无耳鸣、眩晕等不适；询问生活习惯、饮食状况；有无脂代谢异常、动脉硬化、糖尿病等病史；有无居住环境嘈杂、严重精神压力等；是否用过耳毒性的药物等。

2．身体状况

老年性耳聋多属感音性耳聋，表现为高音频听觉困难和语言分辨能力差，可伴有耳鸣。

（1）听力下降：出现不明原因的双侧对称性、缓慢性、进行性听力下降，以高频听力下降为主。

（2）语言识别力差。

（3）重听现象：即低声说话听不见，高声说话又感觉吵，刺耳难受。

（4）耳鸣：多数为高频性耳鸣、耳闷，开始为间歇性，渐渐发展呈持续性，偶有眩晕或平衡障碍，夜深人静时更明显，常影响老年人的睡眠。

3．心理—社会状况

由于听力减退，影响老年性耳聋病人交流，导致其抑郁少言，产生隔绝感和孤独感。

4．辅助检查

检耳镜检查、纯音听力计检查等。

（二）护理诊断／问题

（1）感知紊乱（听觉）：与耳部退行性病变及血液供应减少有关。

（2）焦虑：与听力障碍、担心耳聋有关。

（3）知识缺乏：缺乏有关耳聋的防治知识。

（三）护理目标

（1）老年病人听力障碍得到有效缓解，减轻对日常生活的影响。

（2）老年病人焦虑、孤独等悲观情绪得到缓解。

（3）老年病人能说出影响听力的相关因素及危害性，避免相关因素对听力的进一步影响。

（四）护理措施

1．一般护理

生活环境要安静、安全，避免噪声干扰，合理膳食搭配，建议"三低一高"（低糖、低盐、低脂肪、高纤维素）饮食，及时补充锌元素。坚持适当的体育锻炼，注意劳逸结合，保持健康的生活方式。

2．病情观察

观察老年病人听力下降的程度，其与外界沟通和联系是否存在障碍及程度。

3．用药护理

遵医嘱使用改善内耳微循环的药物，观察药物疗效及不良反应。补充维生素类药物及微量元素等。

4．心理护理

了解老年病人的心理状态，尊重、关心病人，加强护患沟通交流，避免病人因耳聋产生孤独和自卑的心理。

5．健康教育

（1）避免噪声环境及耳毒性药物的影响。

（2）积极预防和治疗全身性疾病如高血压、糖尿病等。

（3）局部按摩：教会老年病人用手掌和手指按压耳朵的方法，环揉耳屏，每日 3 ～ 4 次，以增加耳膜活动，促进局部血液循环，防止听力下降。

（4）避免过度劳累，保持心情舒畅。

（5）教会病人正确使用助听器、保养助听器。

（五）护理评价

（1）老年病人的听力障碍是否得到有效缓解，对其日常生活的影响是否减少或消除。

（2）老年病人焦虑、孤独等悲观情绪是否得到缓解。

（3）老年病人能否说出影响听力的相关因素及危害性，避免其对听力的进一步影响。

二、老年性白内障及其护理

老年性白内障（senile cataract）是指中老年以后晶状体蛋白变性混浊而引起的视觉功能障碍，其主要表现为无痛性、进行性视力减退。随着年龄的增长发病率逐渐增加，白内障致盲居各种眼病的首位。老年性白内障根据晶状体混浊的部位不同分为皮质型、核型、囊下型三类。临床上以皮质型和核型多见。

（一）护理评估

1．健康史

询问老年性白内障病人视力障碍出现的时间、程度、发展的速度，对生活的影响及治疗情况等；询问病人有无家族遗传史、心脑血管病及糖尿病病史；询问病人的工作性质、生活习惯、饮食状况及健康状况以及是否有烟酒嗜好、是否注意用眼卫生等。

2．身体状况

（1）渐进性、无痛性双侧视力减退：早期可出现眼前有固定不动的黑点、单眼复视或多视、物像变形、昼盲（或）夜盲等。最后仅能见眼前光感和手动，直至失明。两眼可先后发病。

（2）视力障碍：与晶状体混浊部位有关，中央部位的混浊对视力影响较大。

（3）眼球胀痛、视力下降：主要见于皮质性白内障病人。

3．心理—社会状况

了解老年性白内障病人是否因视力障碍严重影响日常生活能力而产生焦虑、悲观情绪；有无担心失明出现的恐惧；家人是否给予关心和爱护及适当的生活照顾。

4．辅助检查

检眼镜检套、裂隙灯显微镜检查、角膜曲率及眼轴长度检查。

（二）护理诊断／问题

（1）感知紊乱（视觉）：与晶状体混浊有关。

（2）有受伤的危险：与视力障碍有关。

（3）焦虑：与视力障碍、担心失明及手术有关。

（4）知识缺乏：缺乏有关白内障防治和自我保健的相关知识。

（三）护理目标

（1）老年病人白内障症状得到有效控制，减轻视力减退对生活的影响。

（2）老年病人视力障碍得到控制或减轻，无意外情况发生。

（3）老年病人焦虑、孤独等悲观情绪得到缓解。

（4）老年病人了解白内障的防治知识，能采取有助于保护眼睛健康的生活方式。

（四）护理措施

1．一般护理

提供安全、舒适的生活环境。物品位置固定，活动空间无障碍。室内装修避免色彩反差过大，照明采用柔和的灯光。生活规律，保持精神愉快，避免过度疲劳和用眼过度，不在暗室久留；饮食宜低脂、低糖、低盐、高蛋白、高维生素、高纤维素，多吃蔬菜和水果，忌辛辣。住院病人的床头要悬挂"防跌倒"标识，加强巡视。

2．病情观察

对老年性白内障病人，要注意检测病人的视力、视野、瞳孔、眼压的变化，并做好记录。如出现头痛、眼痛、恶心等症状，应及时报告医生。

3．对症护理

对于有眩光的老年人，照明用柔和的白炽灯，外出时则防护眼镜。

4．围手术期护理

术前做好心理疏导，协助病人进行各项检查，并说明检查目的、意义。术后嘱病人卧床休息，术眼用硬质眼罩保护，防止外力碰撞，严密观察有无并发症如眼部感染等，出现并发症应告知医生。

5．用药护理

（1）用药指导：早期根据医嘱使用谷胱甘肽滴眼液，口服维生素。每种眼药水在使用前均要了解其性能、维持时间、适应证和禁忌证，检查有无浑浊、沉淀，是否超过有效期。慎用散瞳剂如阿托品。

（2）正确使用滴眼药水：方法为用示指和拇指分开眼睑，嘱病人眼睛向上看，将眼药水滴在下穹隆内。闭眼后，再用示指和拇指提起上眼睑，使眼药水均匀地分布在整个结膜囊内。滴药时注意滴管不可触及角膜。滴药后须按住内眦数分钟，防止药水进入泪小管，吸收后影响循环和呼吸系统功能。

6．心理护理

加强与老年病人的沟通，给病人及家属讲解疾病的知识，减轻对预后的恐惧感，使病人树立信心，积极配合治疗。

7．健康教育

（1）防治老年性白内障：①保持眼部卫生，勤洗手，勿用力揉眼，毛巾要清洁柔软。②饮食清淡，易消化，多食含维生素丰富的食物。③预防和治疗全身性疾病。④正确使用滴眼液。

（2）佩戴眼镜：遵医嘱佩戴合适的眼镜。

（3）定期接受眼科检查。

（五）护理评价

（1）老年病人白内障症状是否得到有效控制，视力减退对生活影响是否减少。

（2）老年病人视力障碍是否得到控制或减轻，无意外情况发生。

（3）老年病人焦虑、孤独等悲观情绪是否得到缓解。

（4）老年病人是否知道白内障的防治知识并且能够进行眼睛的自我保健。

第三节 运动系统常见疾病与护理

一、老年退行性骨关节病及其护理

退行性骨关节病（degenerative osteoarthritis）又称骨关节炎，是由于关节软骨发生退行性变，引起关节软骨完整性破坏以及关节边缘软骨下骨板病变，继而导致关节症状和体征的一组慢性退行性关节疾病。此病好发于髋、膝、脊椎等负重关节以及肩、指间关节等，高龄男性骨关节受累多于女性，手骨性关节炎则以女性多见。其发病率随年龄的增加而升高，65岁以上的老年人患病率达68%，该病的致残率高达53%，是老年人致残的主要原因之一。本病的发生是多种因素联合作用的结果，如软骨基质中的黏多糖含量减少、纤维成分增加、软骨的弹性降低、软骨下骨板损害等使软骨失去了缓冲作用而导致关节内出现局灶性炎症。

（一）护理评估

1. 健康史

临床上骨关节炎常分为原发性和继发性。原发性骨关节炎与一般易感因素和机械因素有关。前者包括遗传因素、生理性老化、肥胖、性激素、吸烟等；后者包括长期不良姿势导致的关节形态异常，长期从事反复使用关节的职业或剧烈的文体活动对关节的磨损等。应评估病人有无家族遗传史，既往有无免疫性疾病、是否肥胖、有无吸烟史，是否长期从事反复使用关节的职业、是否经常剧烈活动造成关节磨损。评估病人有无长期不良姿势导致的关节形态异常。对于继发性骨关节炎应评估老年人有无关节先天性畸形、关节创伤、关节面的后天性不平衡及其他疾病等。老年人退行性骨关节病绝大部分为原发性，应重点评估引起关节发生以上改变的原因。

2. 身体状况

评估病人疼痛部位、类型、程度、有无晨僵及诱发因素；评估关节有无肿胀和畸形。

（1）关节疼痛：开始表现为关节酸痛，程度较轻，多出现于活动或劳累后，休息后可减轻或缓解。随着病情进展，疼痛程度加重，表现为钝痛或刺痛，关节活动可因疼痛而受限，最后休息时也可出现疼痛。其中膝关节病变在上下楼梯时疼痛明显，久坐或下蹲后突然起身可导致关节剧痛；髋关节病变疼痛常自腹股沟传导至膝关节前内侧、臀部及股骨大转子处，也可向大腿后外侧放射。

（2）关节僵硬：关节活动不灵活，特别在久坐或清晨起床后关节有僵硬感，不能立即活动，要经过一定时间后才感到舒服。这种僵硬和类风湿关节炎不同，时间较短暂，一般不超过 30 min。但到疾病晚期，关节不能活动将是永久性的。

（3）关节内卡压现象：当关节内有小的游离骨片时，可引起关节内卡压现象。表现为关节疼痛、活动时有响声和不能屈伸。膝关节卡压易使老年人摔倒。

（4）关节肿胀、畸形：膝关节肿胀多见，因局部骨性肥大或渗出性滑膜炎引起，严重者可见关节畸形、半脱位等。手关节畸形可因指间关节背面内、外侧骨样肿大结节引起，位于远端指间关节者称 Heberden 结节，位于近端指间关节者称为 Bouchard 结节，部分病人可有手指屈曲或侧偏畸形，第一腕掌关节可因骨质增生出现"方形手"。

（5）功能受限：各关节可因骨赘、软骨退变、关节周围肌肉痉挛及关节破坏而导致活动受限。此外，颈椎骨性关节炎脊髓受压时，可引起肢体无力和麻痹，椎动脉受压可致眩晕、耳鸣、复视、构音障碍或吞咽障碍，严重者可发生定位能力丧失或突然跌倒。腰椎骨性关节炎腰椎管狭窄时，可引起下肢间歇性跛行，也可出现大小便失禁。

（6）实验室和其他辅助检查。

1）生化检查：血沉、C 反应蛋白大多正常或轻度升高，类风湿因子（RF）和自身抗体阴性。关节液为黄色，黏度正常，凝固试验阳性，白细胞数低于 2×10^6/L，葡萄糖含量很少或低于血糖水平一半，继发性骨关节炎病人可出现原发病的实验室检查异常。

2）放射学检查：放射学检查对本病诊断十分重要，典型 X 线表现为受累关节间隙狭窄，关节面硬化和变形，软骨下骨质硬化及囊性变，关节边缘骨赘形成，关节内游离骨片。严重者关节面萎缩、变形和半脱位；CT 用于椎间盘病的检查，效果明显优于 X 线；MRI 不但能发现早期的软骨病变，而且能观察到半月板、韧带等关节结构的异常，有利于早期诊断。

3．心理—社会评估

退行性骨关节病主要表现为反复或持续的关节疼痛、功能障碍和关节变形，给老年人日常生活及心理健康带来危害。功能障碍使老年人的无能为力感加重，产生自卑心理；疼痛和关节变形使老年人不愿意过多走动，产生消极悲观的情绪；疾病的迁延不愈使老年人对治疗失去信心。应评估老年人的性格特征、心理反应，病人和家属对疾病的了解程度，家庭人员结构、知识文化程度、经济状况以及对病人的社会支持程度。

4．诊断要点

详细询问病史，有无特异的实验室检查指标，放射学检查对本病诊断十分重要，一般依据临床表现和 X 线检查，并排除其他炎症性关节疾病而诊断。

5．治疗要点

本病的治疗要点包括减轻或消除症状，延缓关节结构改变，维持关节功能，提高生存质量。退行性骨关节炎的治疗方法可以分为两大类，一是保守治疗，二是手术治疗。前者包括减轻体重、药物、理疗和适当的功能锻炼等。后者包括截骨、软骨移植、关节镜和人工关节置换手术等。

（二）护理诊断／问题

（1）慢性疼痛：与关节退行性病变引起的关节软骨破坏及骨板病变有关。

（2）躯体移动障碍：与关节疼痛、畸形或脊髓压迫所引起的关节或肢体活动困难有关。

（3）有成人跌倒的危险：与关节破坏所致的功能受限有关。

（4）无能为力感：与躯体活动受限及自我贬低的心理压力有关。

（三）护理目标

（1）病人使用药物或非药物的方法减轻或解除疼痛，舒适感增加。

（2）病人关节功能状态改善，日常生活基本能够自理。

（3）病人能采取防止跌倒的措施，无跌倒发生。

（4）病人情绪稳定，积极乐观，无社交障碍。

（四）护理措施

1．一般护理

（1）急性发作期：限制关节的活动，以不负重活动为主，症状严重时可适当卧床休息，用支架或石膏托固定患肢，防止畸形。

（2）症状缓解期：可进行适当的运动，尽量选择运动量适宜、能增加关节活动的运动项目，如游泳、做操、打太极拳等，以防止肌萎缩，增加关节周围肌力，改善关节的稳定性。减少爬山、骑车等剧烈活动，加强运动中的自我保护，防止运动中出现机械性损伤。肥胖老年人应坚持运动锻炼，同时注意饮食调节，控制体重，以减轻关节负担。

2．病情观察

观察病人的关节运动情况，给予必要的辅助用具及安全保护措施；观察关节肿胀、疼痛、活动受限的程度；关节置换术后的病人注意观察皮肤及牵引情况，保证老年人在牵引状态下的舒适和功能；石膏固定者注意观察患侧肢体的血液循环、包裹松紧度，做好石膏固定及病人的护理。

3．治疗配合

（1）用药护理。

1）非甾体抗炎药：主要起镇痛作用。指导老年人遵医嘱正确用药，药物剂量和种类选择注重个体化。建议使用吡罗昔康、双氯芬酸、舒磷酸硫化物等副作用小的药物，尽量避免使用阿司匹林、水杨酸、吲哚美辛等副作用大且对关节软骨有损害作用的药物；应使用最低有效剂量，在炎症发作期使用，症状缓解后立即停止；对应用按摩、理疗等方法可缓解疼痛者，最好不服用镇痛药；长期服用非甾体抗炎药者，还应注意药物对胃肠道的损害，饭后服用。

2）透明质酸：通过关节内注射，可较长时间缓解症状和改善关节功能。主要用于膝关节，尤其适用于 X 线表现轻度至中度的病例，注射后密切观察关节外观是否肿胀、青紫，有无出血、疼痛、感染。抬高患肢，放松关节肌肉，穿刺点 6h 内不能沾水，48h 内不能外用药物，用药期间应加强临床观察，注意监测 X 线片和关节积液情况。

3）氨基葡萄糖：不但能修复损伤的软骨，还可以减轻疼痛，常用药物有硫酸氨基葡萄糖（维骨力）、氨糖美辛片、氨基葡萄糖硫酸盐单体（傲骨力）等。硫酸氨基葡萄糖最好吃饭时服用，氨糖美辛片饭后即服或临睡前服用效果较好。

（2）疼痛护理：对患髋关节骨关节炎的老年人来说，减轻关节的负重和适当休息是缓解疼痛的重要措施，疼痛严重者可采用卧床牵引限制关节活动；膝关节骨关节炎的老年人除适当休息外，可通过上下楼梯时抓扶手、坐位站起时手支撑扶手的方法减轻关节软骨承受的压力，膝关节积液严重时，应卧床休息。另外，局部理疗与按摩综合使用，对任何部位的骨关节炎都有一定的镇痛作用。

（3）手术护理：对于髋关节明显外翻或内翻者，可以进行力线调整手术；对症状严重、关节畸形明显的晚期骨关节炎老年人，多行人工关节置换术，能有效缓解疼痛、恢复关节功能。髋关节置换术后患肢需皮牵引，应保持有效牵引，同时要保证老年人在牵引状态下的舒适和功能；膝关节置换术后患肢用石膏托固定，应做好石膏固定及患肢的护理。

4．心理护理

关节变形和活动受限导致老年人的自理能力下降，应关心和帮助老年人，鼓励病人正确看待疾病，使其认识到关节软骨组织随着年龄的增长而老化是自然规律，以积极的心态对待；鼓励老年人多参与社会活动；减少并消除老年人的依赖心理，使其逐步主动参与肢体功能锻炼，提高自理能力。

5．健康指导

（1）健康教育：结合老年人的自身特点，用通俗易懂的语言介绍本病的病因、治疗及预防措施、药物及手术治疗的注意事项，并告知药物可能的不良反应，教会老年人监测方法。

（2）生活指导：学会正确的关节活动姿势，尽量应用大关节而少用小关节，动作幅度不宜过大，可以使用手把、手杖、助行器以减轻受累关节的负重，防止外伤。对于肢体活动受限的老年人，应根据其自身条件及受限程度，运用辅助器具或特殊的设计以保证或提高老年人的自理能力，注意防潮保暖，多做关节部位的热敷，防止关节受凉受寒，避免从事可诱发疼痛的工作或活动。

（3）康复训练：进行各关节的康复训练，通过主动和被动的功能锻炼，可以保持病变关节的活动，防止关节粘连和功能活动障碍。不同关节的锻炼根据其功能有所不同。①髋关节：早期练踝部和足部的活动，鼓励老年人尽可能做股四头肌的收缩，除去牵引或外固定后，床上练髋关节的活动，进而扶拐下床活动。②膝关节：早期练股四头肌的伸缩活动，解除外固定后，再练伸屈及旋转活动。③肩关节：练习外展、前屈、内旋活动。④手关节：主要锻炼腕关节的背伸、掌屈、楼偏屈、尺偏屈。还可指导患颈椎病的老年人于症状缓解后做颈部的运动体操。具体做法：先仰头，侧偏头颈使耳靠近肩，再使头后缩转动。每个动作后头应回到中立位，再做下一个动作，且动作宜慢。

（五）护理评价

（1）病人减轻或解除疼痛，舒适感增加。

（2）病人关节功能状态改善，日常生活基本能够自理。

（3）病人采取防止跌倒的措施，加强自身保护措施，预防跌倒发生。

（4）病人情绪积极乐观，有战胜疾病的信心，无社交障碍。

二、老年骨质疏松症及其护理

骨质疏松症（osteoporosis，OP）是一种以低骨量和骨组织微结构破坏为特征，导致骨质脆性增加和易于骨折的代谢性疾病。骨质疏松症按照病因可分为三大类型：原发性骨质疏松症、继发性骨质疏松症、特发性骨质疏松症。老年骨质疏松症属于原发性骨质疏松症Ⅱ型，占发病总数的85%～90%，多见于60岁以上的老年人，女性发病率约为男性的3倍。患骨质疏松症的老年人极易发生骨折，是机体衰老在骨骼方面的一种特殊表现，主要累及的部位是脊柱和股骨，发生髋部骨折一年内可有15%死亡、50%残疾，因此骨质疏松症是引起老年人卧床率和伤残率增高的主要因素。

（一）护理评估

1. 健康史

正常成熟骨的代谢主要以骨重建形式进行。老年人随着年龄的增长，骨代谢中骨重建处于负平衡状态，骨质的丢失过快及破骨细胞和成骨细胞失衡是导致骨质疏松症发生的重要因素。此外，老年骨质疏松的发生还与多种因素有关。

（1）遗传因素：遗传因素对年轻时骨峰量的峰值高低、随后的骨质丢失速度及骨质疏松症的形成有重要影响。多种基因（如维生素D受体、雌激素受体、

β3肾上腺素能受体的基因）的表达水平和基因多态性可影响骨代谢，另外，基质胶原和其他结构成分的遗传差异与骨质疏松性骨折的发生有关。

（2）性激素：性激素在骨生成和维持骨量方面起着重要的作用。老年人随着年龄的增长，性激素功能减退，激素水平下降，骨的形成减慢，吸收加快，导致骨量下降。

（3）甲状旁腺素（PTH）和细胞因子：PTH作用于成骨细胞，通过其分泌的细胞因子（如IL-6）促进破骨细胞的作用。随着年龄的增加，血PTH逐年增高，骨髓细胞的护骨因子（osteoprotegerin，OPG）表达能力下降，导致骨质丢失加速。

（4）营养成分：钙是骨矿物中最主要的成分，青少年时钙的摄入与成年时的骨量峰值直接相关。钙的缺乏导致PTH分泌和骨吸收增加，低钙饮食者易发生骨质疏松，维生素D可促进骨细胞的活性，磷、蛋白质及微量元素可维持钙、磷比例，有利于钙的吸收。这些物质的缺乏都可使骨的形成减少。

（5）生活方式：骨质疏松的危险因素很多，如吸烟、酗酒、营养不良、大量饮用咖啡，体力活动过少、光照减少等均是老年人骨质疏松的易发因素。

（6）废用因素：由于老年人活动减少、肌肉强度减弱、协调障碍使老年人较易跌倒和发生骨折而卧床，长期卧床不活动，会导致骨量丢失，易出现骨质疏松。此外，各种原因的废用，如石膏固定、瘫痪或严重关节炎等也会引起骨质疏松的发生。

2．身体状况

疼痛是骨质疏松最常见的症状，评估病人疼痛部位是否固定，疼痛类型，有无脊柱畸形及骨折，以及使病人疼痛加剧和减轻的因素。

（1）骨痛和肌无力：是骨质疏松症出现较早的症状，表现为腰背疼痛或全身骨痛，疼痛为弥漫性，无固定部位，劳累或活动后加重，导致负重能力下降或不能负重。

（2）身长缩短：骨质疏松非常严重时，可因椎体骨密度减少导致脊椎椎体压缩变形，每个椎体缩短2 mm，身长平均缩短3～6 cm，严重者伴驼背。

（3）骨折：是导致老年骨质疏松症病人活动受限、寿命缩短的最常见和最严重的并发症。常因轻微活动或创伤诱发，如打喷嚏、弯腰、负重、挤压或摔倒等。老年前期以桡骨远端最为多见，老年期以后以腰椎和股骨上端多见。脊柱压缩性骨折可导致胸廓畸形，使肺活量、肺最大通气量下降，心血管功能障碍，引起胸闷、气短、呼吸困难，甚至发绀等表现。

（4）实验室和其他辅助检查。

1）生化检查：老年人发生改变的主要指标有 3 项：①骨钙素（BGP），是骨更新的敏感指标，可有轻度升高。②尿羟赖氨酸糖苷（HOLG），是骨吸收的敏感指标，可升高。③血清镁、尿镁，均有所下降。

2）X 线检查：当骨量丢失超过 30% 时才能在 X 线片上显示出骨质疏松，表现为皮质变薄、骨小梁减少变细，骨密度减低、透明度加大，晚期出现骨变形及骨折。其中锁骨皮质厚度下降至 3.5 ～ 4.0mm 时易伴有椎体压缩性骨折。

3）骨密度检查：可采用单光子骨密度吸收仪（SPA）、双能 X 线吸收仪（DEXA）、定量 CT 检查等测定骨密度，若骨密度低于同性别峰值量的 2.5 个标准差以上可诊断骨质疏松。

3．心理—社会评估

老年人因机体疼痛不适，身体外形改变导致心理负担加重，身体活动不便或担心骨折而拒绝锻炼，从而影响机体功能的改善。应评估病人的性格特征、心理反应；评估病人和家属对疾病的了解程度、家庭人员结构、知识文化程度、经济状况、对病人的关心程度；评估骨折的老年人是否出现术后抑郁。

4．诊断要点

详细询问病史和体检是临床诊断的基本依据，骨密度检查是确诊骨质疏松症的重要依据，骨质疏松性骨折的诊断主要根据年龄、外伤骨折史、临床表现以及影像学检查。

5．治疗要点

强调综合治疗、早期治疗和个体化治疗，合适的治疗可减轻症状，改善预后，降低骨折发生率。补充钙和维生素 D 是骨质疏松症的重要治疗措施。疼痛明显者可用降钙素迅速镇痛，同时可减少骨吸收。严重骨质疏松者或不宜用激素代替疗法者可选用双膦酸盐。雌激素代替疗法主要用于治疗和预防绝经后骨质疏松，疗效好，但应注意适应证。骨质疏松性骨折治疗原则包括复位、固定、功能锻炼和抗骨质疏松治疗。

（二）护理诊断／问题

（1）慢性疼痛：与骨质疏松、骨折及肌肉疲劳、痉挛有关。

（2）躯体移动障碍：与骨痛、骨折引起的活动受限有关。

（3）情境性低自尊：与椎体压缩引起的身长缩短或驼背有关。

（4）潜在并发症：骨折。

（三）护理目标

（1）病人使用药物或非药物的方法减轻或解除疼痛，舒适感增加。

（2）病人能够根据个人情况适当运动，进行有效的关节训练。

（3）病人情绪较为稳定，焦虑缓解，逐步适应形象的改变，无社交障碍。

（4）病人未出现并发症，或出现并发症能得到及时处理。

（四）护理措施

1．一般护理

（1）休息与活动：老年人应依个体的年龄、性别、健康状况、体能等特点及运动史选择有针对性的运动项目。对能运动的老年人，每天进行适当的体育活动以增加和保持骨量；对因为疼痛活动受限的老年人，指导其维持关节的功能位，每天进行关节的活动训练，同时进行肌肉的等长等张收缩训练，以保持肌肉的张力；对因为骨折而做固定或牵引的老年人，要求每小时尽可能活动身体数分钟，如上下甩动臂膀、扭动足趾，做足背屈和跖屈等。

（2）营养与饮食：良好的营养对于预防骨质疏松症具有重要意义，包括足量的钙、维生素 D、维生素 C 以及蛋白质。与骨营养有关的每日营养素的推荐量：钙摄入量成人为 800～1000mg，绝经后妇女 1200～1500mg，65 岁以后男性以及其他具有骨质疏松症危险因素的病人，推荐钙的摄入量为 1500mg/d。维生素 D 的摄入量为 400～800U/d。因此，要特别鼓励老年人多摄入含钙和维生素 D 丰富的食物，含钙高的食品有奶类、鱼、虾、海产品、豆类及其制品，富含维生素 D 的食品有鱼类、禽类、蛋类等。应提倡低钠、高钾、高钙和非饱和脂肪酸饮食，适量摄取蛋白质，避免酗酒、吸烟、饮过量的浓茶、咖啡及碳酸饮料。

2．病情观察

观察疼痛程度及治疗后缓解情况；卧床或营养不良者注意观察皮肤情况，做好压疮的风险评估，采取相应措施；脊柱损伤者宜采用轴式翻身，观察病人的生命体征及肢体情况；有肢体包扎或固定者注意观察患侧肢体的血液循环、包裹松紧度，牵引减轻疼痛的效果，指导老年人每小时活动身体数分钟。

3．治疗配合

（1）用药护理。

1）钙制剂：分无机钙和有机钙两类。注意不可与绿叶蔬菜一起服用，防止因钙螯合物形成降低钙的吸收，使用过程中要增加饮水量，通过增加尿量减少泌尿系统结石形成的机会，并防止便秘。

2）钙调节剂：包括降钙素、维生素 D、雌激素和雄激素。降钙素使用过程中要监测老年人有无面部潮红、恶心、腹泻和尿频等副作用，若出现耳鸣、眩晕、哮喘和便意等表现应停用，长期用药者还需观察有无低钙血症和继发性甲状腺功能减退；维生素 D 可通过多晒太阳或应用维生素 D 制剂获得，在服用维生素 D 的过程中要监测血清钙和肌酐的变化；对使用雌激素的老年女性病人，应详细了解家族中有关肿瘤和心血管方面的病史，严密监测子宫内膜的变化，注意阴道出血情况，定期做乳房检查，防止肿瘤和心血管疾病的发生；雄激素用于男性骨质疏松症的治疗。雄激素对肝有损害，并常导致水、钠潴留和前列腺增生，在治疗过程中要定期监测体重、肝功能、前列腺等。

3）双膦酸盐：如依替膦酸二钠、阿仑膦酸钠。此类药物可引起皮疹或暂时性的低钙血症，且口服引起食管病变较多见，故应晨起空腹服用，同时饮清水 200～300mL，至少半小时内不能进食或喝饮料，也不能平卧，以减轻对食管的刺激。静脉注射要注意血栓性疾病的发生，同时应监测血钙、磷和骨吸收生化标志物。

（2）疼痛护理：骨质疏松引起疼痛的原因主要与腰背部肌肉紧张及椎体压缩性骨折有关，故通过卧床休息，使腰部软组织和脊柱肌群得到松弛，可显著减轻疼痛。休息时应卧于加薄垫的木板或硬棕床上，仰卧时头不可过高，在腰下垫一薄枕。必要时可使用背架、紧身衣等限制脊柱的活动度，也可通过洗热水浴、按摩、擦背促进肌肉放松。同时，应用音乐治疗、暗示疏导等方法对缓解疼痛也是很有效的。对疼痛严重者可遵医嘱使用镇痛药、肌肉松弛剂等药物，对骨折者应通过牵引、介入或手术方法最终缓解疼痛。

（3）预防并发症：提供安全的生活环境，日常用品放在容易取到之处，衣服和鞋穿着要合适，防止跌倒及骨折的发生，如果发生骨折应给予牵引、固定、复位或手术治疗，同时辅以物理康复治疗，及早恢复运动功能。

4．心理护理

与老年人倾心交谈，鼓励其表达内心的感受，明确其忧虑的根源。指导老年人穿宽松的上衣掩盖形体的改变。加强对老年病人的宣教，使其了解疾病的程度，减轻病人的焦虑、紧张心理，介绍疾病康复病例，增强其治疗信心，鼓励他们在积极配合治疗的同时，通过各种方式保持良好心态，多参加各种交往活动、增加亲情互动的机会、创造良好的家庭氛围。

5．健康指导

（1）健康教育：讲解疾病相关知识，让病人了解疾病的原因、相关治疗知识及疾病预后情况，告知老年人预防更重要，做到尽早预防、长期预防，教会老年人观察各种药物的不良反应，明确不同药物的使用方法及疗程。

（2）生活指导：指导每日适当运动和进行户外日光照晒。加强预防跌倒的宣传教育和保护措施，指导病人维持良好姿势，改变体位时动作应缓慢。必要时可指导老年人使用手杖和助步器，以增加其活动时的稳定性。

（3）康复训练：康复训练应尽早实施，在急性期应注意卧、坐、立姿势，卧位时应平卧、低枕、背部尽量伸直，坚持睡硬板床；坐位或立位时应伸直腰背，收缩腰肌和臀肌，增加腹压。在慢性期应选择性对骨质疏松症好发部位的相关肌群进行运动训练，如通过仰卧位抬腿动作做腹肌训练，采用膝胸卧位做背肌训练等。同时可配合有氧运动增强体质，通过翻身、起坐、单腿跪位等动作训练维持和增加老年人的功能水平。

（五）护理评价

（1）病人疼痛减轻或解除，舒适感增加。

（2）病人能根据个人情况适当运动，进行有效的关节训练。

（3）病人焦虑缓解，逐步适应形象的改变，无社交障碍。

（4）病人无并发症或并发症得到及时发现和处理。

第四节　呼吸系统常见疾病与护理

一、老年肺炎及其护理

老年肺炎（elderly pneumonia）即 65 岁以上老年人所患肺炎，是指各种病原体引起的老年肺实质性炎症，其中细菌感染最常见。主要是由于机体老化，呼吸系统解剖和功能的改变导致全身和呼吸道局部的防御和免疫功能降低，各重要器官功能储备减弱或罹患多种慢性严重疾病。50% 以上的肺炎病人是 65 岁以上的老人，老年肺炎的发生率大约是青年人的 10 倍。在老年人中，肺炎是发病率高、死亡率高、危害大的疾病，也是导致老年人死亡的最常见感染性疾病。

（一）护理评估

1．健康史

绝大多数老年肺炎由感染所致，病原体及老人自身状况决定了病情的严重程度。

（1）病原体：细菌感染最常见，引起老年社区获得性肺炎（community acquired pneumonia，CAP），以肺炎链球菌为最常见，还有支原体、衣原体、流感嗜血杆菌和呼吸道病毒等。引起老年医院获得性肺炎（hospital acquired pneumonia，HAP），亦称医院内肺炎（nosocomial pneumonia），老年人发病率达 0.5% ～ 15%，为医院内各种感染的 1 ～ 3 倍。对高龄、衰弱、意识障碍或吞咽障碍的病人，厌氧菌是 CAP 和 HAP 的常见病原菌，且误吸是厌氧菌肺炎的主要原因。此外，老年人也是真菌、病毒的易感者，老年肺炎经常由多种病原体混合感染所致。

（2）合并慢性病：老年肺炎病人 70% ～ 90% 有一种或多种基础疾病存在。常伴多种慢性疾病，如神经系统疾病、慢性阻塞性肺疾病、糖尿病、肿瘤等，使机体免疫功能及上呼吸道防御功能下降。

（3）口腔卫生：如口咽部细菌密度升高，菌群平衡失调，则可通过吸入导致老年肺炎的发生；大部分虚弱高龄的慢性病病人口腔卫生状况较差，细菌滋生较快。

（4）危险因素。

1）老年人呼吸系统老化：上呼吸道保护性反射减弱，体液及细胞免疫功能降低。

2）呼吸道纤毛运动能力减弱，清除呼吸道分泌物能力下降，造成呼吸道分泌物聚集，呼吸道黏膜上皮易受损害。

3）老年人喉反射降低，吞咽功能减退，导致阻止病原菌入侵的能力减弱，胃内容物和咽喉分泌物易误吸入气管内，诱发吸入性肺炎，吸入性肺炎约占老年 CAP 的 71%。

4）老年人肺泡防御能力减弱。

5）医源性因素：呼吸机应用增加了感染的机会，抗生素、激素的不合理应用削弱机体免疫力，导致条件致病菌感染。

6）寒冷、饥饿、疲劳、酗酒等使机体抵抗力减弱、易诱发肺炎。

2. 身体状况

症状不典型是老年肺炎区别于年轻人肺炎的最大特点，其表现因病原体毒力、原身体状态不同而有较大差异。

（1）临床表现多不典型：老年肺炎常缺乏典型症状，多无发热、胸痛、咳嗽、咳痰等典型症状，有症状者仅占 35% 左右，高热仅占 34%。较常见的是呼吸频率增加，呼吸急促或呼吸困难，全身中毒症状较常见并可早期出现。

（2）并发症多而重：老年病人因可能存在潜在性的器官功能不全，容易并发呼吸衰竭、心力衰竭、严重败血症或脓毒血症、休克、DIC、电解质紊乱和酸碱失衡等严重并发症，呼吸衰竭、心力衰竭及多器官功能衰竭，是老年肺炎死亡的重要原因。

（3）病程较长：老年肺炎常为多种病原菌合并感染，耐药情况多见，病灶吸收缓慢。

（4）起病隐匿：最常见表现为病人健康状况逐渐恶化，包括食欲减退、厌食、乏力、体重减轻、精神萎靡、头晕、意识模糊、营养不良等，这些表现对肺炎均非特异性，有嗜睡、意识模糊等特殊表现的老年病人是肺炎发病率和死亡率的高危人群。另一种表现是基础疾病的突然恶化或恢复缓慢，如充血性心力衰竭在适当的治疗中仍复发或加重；临床上可见严重衰弱病人肺炎的某种病原菌被控制后，另外的条件致病菌感染又会发生。

（5）肺部体征：老年肺炎有实变体征者仅 13.8%～22.5%，主要表现为出现干、湿性啰音及呼吸音减低，极少出现语颤增强、支气管呼吸音等肺实变体征，并发胸膜炎时，可听到胸膜摩擦音，并发感染中毒性休克可有血压下降及其他脏器衰竭的相应体征。

3. 实验室和其他辅助检查

（1）炎症标志物：对于年轻人，外周血白细胞和中性粒细胞增多是肺炎较为敏感的细菌性感染指标，但在老年人其敏感性下降，如衰弱、重症和免疫功能低下的老年病人白细胞总数可以不高，多有中性粒细胞升高和核左移。所以老年肺炎往往需借助其他炎症指标进行综合判断。降钙素原（procalcitonin，PCT）现已被认为是一项诊断和监测细菌性感染的重要参数，在细菌性感染的诊断、严重程度判断和随访等方面有重要价值。

（2）X线检查：胸部影像异常是肺炎诊断和疗效判定的重要标志，老年肺炎的表现有其特点：80%以上表现为支气管肺炎，少数呈节段性肺炎，而典型的大叶性肺炎较少见。如为金黄色葡萄球菌与厌氧菌性肺炎，则病菌易侵犯胸膜形成脓胸和脓气胸改变。老年肺炎病灶消散较慢，容易吸收不全而形成机化性肺炎。

4．心理－社会状况

老年人会因病程长而引起烦躁或抑郁等情绪反应，同时要注意评估家属有无对病人病情和预后的担忧，家庭的照顾和经济能力能否应对。

（二）常见护理诊断／问题

（1）清理呼吸道无效：与痰液黏稠及咳嗽无力或无效有关。

（2）气体交换受损：与肺炎所致的呼吸面积减小有关。

（3）潜在并发症：呼吸衰竭、心力衰竭、感染性休克等。

（三）护理措施

治疗护理的目标是提高机体抵抗力，去除诱因，改善呼吸道的防御功能；积极防治并发症，促进康复，降低老年肺炎的死亡率。老年肺炎应采取以抗感染治疗为中心的综合治疗方案，抗菌治疗原则上遵循"早期""适当""短程"原则，具体措施如下。

1．一般护理

（1）环境与休息：保持室内空气新鲜，温度控制在22～26℃，室内湿度保持50%～70%为宜。住院早期应卧床休息，平卧时抬高头部60°；侧卧时抬高头部15°；如并发休克者取仰卧中凹位；长期卧床者若无禁忌抬高床头30°～45°，减少吸入性肺炎的发生。

（2）纠正缺氧：生理状态下的PaO_2随增龄而降低，老年人PaO_2的正常参考值为≥9.33 kPa（70 mmHg），所以约半数的老年肺炎病人伴有低氧血症。一般采用鼻导管或鼻罩给予较高浓度氧（40%～60%），伴有二氧化碳潴留者应采取低浓度 30% 以下给氧；重症肺炎病人应及早应用无创或有创呼吸机治疗；如并发休克者给予 4 ～ 6 L/min 高流量吸氧。

（3）促进排痰：老年人咳嗽反射减弱，咳嗽无力、失水等原因使痰液黏稠不易咳出，进而阻塞支气管并加重感染。口服和静脉补充水分是稀化痰液最有效的方法，应注意适量；鼓励和指导病人有效咳嗽、深呼吸，翻身拍背，使用祛痰剂、超声雾化，必要时吸痰等促进痰液排出。

（4）口腔护理：防止吸入性肺炎及口腔菌进入肺部，加重感染。定期检查口腔状态，对有口腔黏膜糜烂、口腔溃疡和感染者应给予及时对症处理；针对性地选择漱口溶液。

（5）饮食护理：饮食宜清淡易消化，高热量、足够蛋白质、充足的维生素及水分，少量多餐；对严重吞咽困难和已发生误吸的老年病人，应权衡利弊给予鼻饲；进食时要采取适当体位，防止呛咳。

（6）病情观察：老年肺炎并发症多见，严重影响预后，应密切观察病人的神志、呼吸、血压、心率及心律等变化，警惕呼吸衰竭、心力衰竭、休克等并发症的发生。

2．用药护理

正确选用抗生素是治疗老年性肺炎的关键。一旦确诊，尽早足量给予抗生素，必要时联合用药、适当延长疗程，同时应注意相关基础疾病的治疗。宜选用静脉给药途径，老年人肾脏功能排泄降低，导致药物半衰期延长，治疗应根据病人的年龄和肌酐清除率等情况适当调整剂量，做到用药剂量和间隔个体化，同时避免使用毒性大的抗菌药物。若病人不是高龄，基础情况好，可选用一般的抗生素，在体温、血象和痰液正常 3 ～ 5 天后考虑停药；若病人高龄，基础状况差，伴有严重慢性疾病或并发症，应选用强效广谱抗生素或联合用药，治疗疗程可适当延长，应在体温、血象和痰液正常 5 ～ 7 天后再考虑停药。同时由于老年人体重减轻，总的体液减少，血中游离药物浓度增加；肝细胞数量减少，药物在肝脏代谢、解毒和清除降低；又往往合并多种疾病、应用多种药物使得老年人应用抗菌药物时不良反应率明显升高，因此应加强对药物不良反应的监测。此外，停用或少用抗精神病药物、抗组胺药物和抗胆碱能药物。

3．心理调适

关心、安慰病人，耐心倾听病人的主诉，细致解释病人提出的问题。尽可能帮助和指导病人有效咳嗽，做好生活护理，使其以积极的心态配合医护工作。

4．健康指导

（1）健康教育：向病人及其家属介绍肺炎发生的病因和诱因、早期治疗的重要性以及通过接种疫苗预防肺炎，药物的副作用及注意事项等，如强效镇咳药抑制咳嗽中枢，麻醉剂、安定剂抑制呼吸中枢、咳嗽和呕吐反射，使痰液不能有效咳出，导致气道阻塞及感染加重；广谱抗生素的应用可引起菌群失调、假膜性肠炎或二重感染；氨基糖苷类药物引起肾功能损害；喹诺酮类药物可能会出现头晕、意识障碍等中枢神经系统症状；大环内酯类药物引起胃肠道反应和肝功能损害等，因此老年人须谨慎应用抗菌药，减少毒副反应。

（2）康复训练：老年肺炎病人如合并慢性呼吸衰竭，其呼吸肌疲劳无力，有效通气量不足，此时康复护理尤为重要。教会病人腹式呼吸的方法，并要求每日锻炼 3～5 次，持续时间因人而异，以不产生疲劳为宜。此外，可配合步行、老年体操等全身运动，以提高老人的通气储备。

（3）生活指导：为增强机体的抵抗力，应指导老人坚持有氧运动、饮食营养均衡、戒烟忌酒、保持口腔清洁卫生。

（四）护理评价

老人学会了有效咳痰和呼吸的方法，呼吸功能得到改善；能够按照要求摄入营养及运动锻炼，机体抵抗力有所增强；服药遵医嘱；没有或少有并发症发生。

二、老年慢性阻塞性肺疾病及其护理

慢性阻塞性肺疾病（chronic obstructive pulmonary disease，COPD）简称慢阻肺，是一种以气流受限的不完全可逆为特征的慢性肺部疾病，气流受限一般呈进行性发展，并伴有气道和肺对有害颗粒或气体所致慢性炎症的增加。COPD 与慢性支气管炎和肺气肿密切相关，并可因呼吸功能不全导致肺动脉高压，发展为慢性肺源性心脏病和右心功能衰竭。

当前危害老年人最为严重的呼吸系统疾病主要包括慢性阻塞性肺疾病、老年肺炎、肺结核等。2021 年 11 月 17 日，全国慢阻肺防治现状核心信息首次发布，覆盖 3 亿人的调查结果显示，目前，我国的慢阻肺高危人群占比 20.51%，即每 5 人里有 1 人属于慢阻肺高危人群。随着年龄的增加，COPD 的患病率呈明显的增加趋势。据 WHO 估计，COPD 在中国疾病负担排名中居第一位。

（一）护理评估

1. 健康史

确定危险因素及干预可控性危险因素对于 COPD 的预防和治疗相当重要。现在一般认为 COPD 是遗传和环境相互作用导致的疾病。相关因素包括：

（1）老年人自身因素：包括老年人支气管和肺组织的老化、自主神经功能失调、肾上腺皮质功能和性腺功能减退、免疫球蛋白减少、单核巨噬细胞功能低下等。

（2）危险因素：年龄和性别，随年龄的增加 COPD 的患病率和死亡率不断上升，国内多数研究发现男性患病风险显著高于女性；感染，呼吸道感染已被认为是诱发 COPD 急性加重的重要因素；吸烟，是目前最常见的导致 COPD 的危险因素。室内外空气污染；其他如哮喘、气道高反应、BMI、家族史等。

2. 身体状况

主要表现为慢性咳嗽、咳痰、气促或呼吸困难，慢性咳嗽通常为首发症状，气短、呼吸困难是 COPD 的标志性症状，也是导致病人焦虑不安的主要原因。老年 COPD 病人不同于一般成人的特点：

（1）机体反应能力差，典型症状弱化或缺如：如在急性感染时体温不升、白细胞不高、咳嗽不重、气促不显著，可表现为厌食、胸闷、少尿等，体格检查精神萎靡、发绀、呼吸音低或肺内啰音密集等。

（2）呼吸困难更突出：老年人随着气道阻力的增加，呼吸功能发展为失代偿时，轻度活动甚至静息时即有胸闷、气促发作。

（3）易反复感染，并发症多：老年人气道屏障功能和免疫功能减退，体质下降，故易反复感染，且肺源性心脏病、休克、电解质紊乱、呼吸性酸中毒、肺性脑病、DIC 等并发症的发生率增高，其中心血管系统疾病是最重要的合并症，是导致 COPD 病人死亡的首要原因。

3. 实验室和其他辅助检查

（1）肺功能检查：是 COPD 诊断的金标准，用于判断病程和预后。表现为用力肺活量（FVC）和第一秒用力呼气容积（FEV1）均下降。在吸入支气管扩张剂后，F FEV1 < 80% 预计值且 FEV1/FVC < 70% 时，表明存在持续气流受限。

（2）影像学检查：X 线检查早期可无明显变化，以后可出现肺纹理增粗、紊乱等，主要 X 线征为肺过度充气。CT 不作为常规检查，高分辨 CT 有助于鉴别诊断。

（3）血气分析：对晚期有呼吸衰竭或右心衰竭者，通过血气分析判断呼吸衰竭的严重程度及其类型。当 FEV1 < 50% 预计值或有呼吸衰竭或右心衰竭的 COPD 病人均应做血气分析。

（4）其他检查：当 PaO_2 < 55 mmHg 时，血红蛋白及红细胞可增高。通过痰培养可检出各种病原因。

GOLD2013 修订版认为 COPD 诊断主要从临床表现和肺功能检查两方面。首先对于任何呼吸困难、慢性咳嗽或多痰、有暴露危险因素病史的病人，临床需要考虑 COPD 的诊断。其次，若吸入支气管扩张剂后，第一秒用力呼气容积（FEV1）/ 用力肺活量（FVC）< 70%，则确定存在气流受限，即可诊断 COPD。

症状评估可采用改良版英国医学研究委员会呼吸困难问卷（mMRC）进行评估（表 5-1），肺功能评估可使用 GOLD 分级：慢阻肺病人吸入支气管扩张剂后，FEV1/FVC < 70%，再依据其 FEV1 下降程度进行气流受限的严重程度分级（表 5-2）。

表 5-1 mMRC 问卷

mMRC 分级	mMRC 评估呼吸困难症状
0 级	剧烈活动时出现呼吸困难
1 级	平地快步行走或爬缓坡时出现呼吸困难
2 级	由于呼吸困难，平地行走时比同龄人慢或者需要停下来休息
3 级	平地行走 100 米左右或数分钟后需要停下喘气
4 级	因严重呼吸困难而不能离开家，或在穿、脱衣服时出现呼吸困难

表 5-2　COPD 病人肺功能分级

肺功能分级	病人肺功能 FEV 占预计值的百分比（FEV1%pred）
GOLD1 级：轻度	FEV1%pred ≥ 80%
GOLD2 级：中度	50% ≤ FEV1%pred < 80%
GOLD3 级：重度	30% ≤ FEV1%pred < 50%
GOLD4 级：极重度	FEV1%pred < 30%

4．心理—社会状况

老年人因明显的呼吸困难导致自理能力下降，从而产生焦虑、孤独等情绪，病情反复可造成抑郁症及失眠，对治疗缺乏信心。应评估病人有无上述心理反应，以及其家庭成员对此疾病的认知和照顾能力如何。

（二）护理诊断／问题

（1）气体交换受损：与气道阻塞、通气不足有关。

（2）清理呼吸道无效：与分泌物增多、黏稠及无效咳嗽有关。

（3）焦虑：与病情反复、自理能力下降有关。

（4）潜在并发症：肺源性心脏病、休克、呼吸性酸中毒、肺性脑病、DIC 等。

（三）护理措施

治疗护理的目标是改善呼吸功能和运动能力，降低抑郁程度，减少急性发作和并发症的发生，缓解或阻止肺功能下降。COPD 的治疗在急性期以控制感染、改善症状为主，稳定期以改善肺功能和预防感染为主。具体措施如下。

1．病情观察

密切观察呼吸频率、深度、节律变化，观察咳、痰、喘症状及加重情况，尤其注意痰液性状、黏稠度、痰量。密切观察体温变化，有无胸痛、刺激性干咳等症状。关注 COPD 病人的分级。

2．增强呼吸功能

（1）有效排痰：老年人因咳嗽无力，常排痰困难，要鼓励老人摄入足够的水，也可通过雾化、胸部叩击、体位引流的方法促进排痰，病重或体弱的老人应禁用体位引流。

（2）长期家庭氧疗（LTOT）：对慢阻肺并发慢性呼吸衰竭者可提高生活

质量和生存率，尤其是对晚期严重的 COPD 老人应予控制性氧疗，一般采用鼻导管或鼻塞持续低流量吸氧 1 ～ 2 L/min，吸氧时间 10 ～ 15h/d。

3．用药护理

常用药物有支气管扩张剂、糖皮质激素、止咳药及祛痰药。老年病人基础疾病多，病情复杂且危重程度高，抗感染治疗时一般首选静脉滴注给药。老年人用药宜充分，疗程应稍长，且治疗方案应根据监测结果及时调整。

（1）祛痰药：盐酸氨溴索为润滑性祛痰药，不良反应轻；溴己新偶见恶心、转氨酶增高，老年胃溃疡者慎用。

（2）支气管扩张剂：支气管扩张剂是控制 COPD 症状的主要治疗药物。包括 β2 肾上腺素受体激动药、抗胆碱能药和茶碱类药。β2 受体激动药定量吸入作为首选，大剂量使用可引起心动过速、心律失常，长期使用可发生肌肉震颤；抗胆碱能药同 β2 受体激动药联合吸入可加强支气管扩张作用，如合并前房角狭窄的青光眼，或因前列腺增生而尿道梗阻者应慎用，常见副反应有口干、口苦等；茶碱类药使用过程中要监测血药浓度，当大于15mg/L时，恶心、呕吐等副作用明显增加。

（3）止咳药：可待因有麻醉性中枢镇咳作用，可因抑制咳嗽而加重呼吸道阻塞，不良反应有恶心、呕吐、便秘等。喷托维林是非麻醉性中枢镇咳药，不良反应有口干、恶心、腹胀、头痛等。

（4）糖皮质激素：COPD 加重期住院病人宜在应用支气管扩张药的基础上，口服或静脉滴注，激素剂量要权衡疗效及安全性。其使用可引起老年人高血压、白内障、糖尿病、骨质疏松及继发感染等，故对 COPD 病人不推荐长期口服糖皮质激素，长期吸入仅适用于有症状且治疗后肺功能有改善者。

4．康复治疗

康复治疗是 COPD 病人一项重要的治疗措施，可以使进行性气流受限、严重呼吸困难而很少活动的病人改善活动能力，提高生活质量，减少住院时间与次数，改善病人相关焦虑与抑郁症状。具体包括呼吸生理治疗、肌肉训练、营养支持、精神治疗与教育等多方面措施。

5．外科治疗

肺大疱切除术、肺减容术、肺移植术等。

6．心理调适

抑郁会使老年 COPD 病人变得畏缩，与外界隔离，对自己的生活满意度下降，同时会进一步加重失眠。医护人员应与家属相互协作，指导老人与他人互动的技巧，鼓励参加各种团体活动，发展个人的社交网络，情绪的改善和社交活动的增加可有效改善睡眠的质量。

7．健康指导

（1）健康教育：讲解老年 COPD 的诱发因素、临床表现、防治措施等基础知识；教育和督促病人戒烟；教会病人和家属家庭氧疗的方法及注意事项；使病人了解就诊时机和定期随访的重要性；提醒病人注意自己的情绪，保持良好的心态。

（2）生活指导：保持室内空气流通，老年人居室温度冬季一般保持在 22 ～ 24℃，夏季 26 ～ 28℃为宜，相对湿度 50% ～ 70%。尽量避免或防止粉尘、烟雾及有害气体吸入；根据气候变化及时增减衣物，避免受凉感冒；在多雾、雨雪天气不要外出，可在室内活动；高热量、高蛋白、高维生素饮食，其中优质蛋白占 50% 以上，避免摄入产气或引起便秘的食物。

（3）康复训练：包括骨骼肌运动训练和呼吸肌运动训练两个方面。骨骼肌运动训练项目包括步行、踏车、太极拳、老年体操等，注意训练强度应为无明显呼吸困难情况下接近病人的最大耐受水平，才能奏效。呼吸肌运动训练包括腹式呼吸、缩唇呼吸、对抗阻力呼吸、全身性呼吸体操等，对病情较重、不能或不愿参加以上几种呼吸肌锻炼者还可使用各种呼吸训练器，如膈肌起搏器等。

（四）护理评价

老人能说出诱发病情加重的因素，学会正确的预防方法；掌握科学用药原则，呼吸功能有所增强；人际交往及睡眠有所改善。

第五节　神经系统常见疾病与护理

一、老年脑卒中及其护理

脑卒中（stroke）是指急性起病，由于脑局部血液循环障碍所导致的神经功能缺损综合征，持续时间至少 24h 以上，包括脑梗死、脑出血、蛛网膜下腔出血等。脑卒中是危害中老年人身体健康和生命的主要疾病之一，给病人、家庭和社会带来沉重的负担和痛苦。老年人是脑卒中的高发人群，由于老年人脑卒中以脑梗死和脑出血为主，本书重点介绍此两种疾病的护理。

（一）老年脑梗死

脑梗死（cerebral infarction，CI）又称缺血性脑卒中，是指各种脑血管病变所致脑部血液供应障碍导致局部脑组织缺血、缺氧性坏死，迅速出现相应神经功能缺损的一类临床综合征。脑梗死是脑卒中常见类型，占 70% ～ 80%，是导致老年人致死、致残的主要疾病之一。主要包括脑血栓形成、脑栓塞和血流动力学机制所致的脑梗死，其中脑血栓形成和脑栓塞占全部急性脑梗死的80% ～ 90%。

1. 护理评估

（1）健康史：最常见的病因是动脉粥样硬化，而高血压、糖尿病、高脂血症、高黏血症、吸烟、冠心病及精神状态异常等可导致动脉粥样硬化，应评估老年人有无此方面的基础疾病，是否遵医嘱正确服用降压、降糖、降脂、抗凝及抗血小板聚集药物。由于脑血栓形成与脑栓塞的机制不同，其病因也有所区别。

1）脑血栓形成：动脉炎、血管痉挛、血液成分和血流动力学改变可促进血栓形成。

2）脑栓塞：造成老年脑栓塞的栓子最多见于心源性，即心脏附壁血栓脱落。其次为非心源性，老年人非心源性栓子常见为主动脉弓及其发出的大血管的动脉粥样硬化斑块和附着物脱落引起，另有脂肪栓子、气体栓子等。

（2）身体状况。脑梗死的主要临床表现取决于梗死灶的大小、部位及受损区侧支循环等情况。老年人脑梗死的临床特点有：

1）脑血栓形成：约 25% 老年人发病前有短暂性脑缺血发作史，多在睡眠或安静状态下起病。发病时一般神志清楚，局灶性神经系统损伤的表现多在数小时或 2 ～ 3d 内达高峰，且因不同动脉阻塞表现各异，其中大脑中动脉闭塞最为常见，可出现典型的"三偏"症状：对侧偏瘫、偏身感觉障碍、同向偏盲；若主干血管急性闭塞，可发生脑水肿和意识障碍；若病变在优势半球常伴失语。

2）脑栓塞：多无明显诱因及前驱症状，起病急骤是本病主要特征，在数秒或很短时间内症状达到高峰。意识障碍和癫痫发生率高，且神经系统的体征不典型，严重者可突然出现昏迷、全身抽搐、脑水肿，甚至发生脑疝而死亡。

3）无症状性脑梗死多见：在 65 岁以上人群中，无症状性脑梗死的发生率可达 28%。

4）并发症多老年人由于多病并存，心、肺、肾功能较差，常易出现各种并发症，如肺部感染、心力衰竭、肾衰竭、应激性溃疡等，使病情进一步加重。

5）实验室和其他辅助检查。

①头颅 CT：可识别绝大多数颅内出血。发病 24 h 后可显示梗死的部位、大小及数量等，梗死区为低密度影（图 5-1）。

②磁共振成像（MRI）：比 CT 更早发现梗死灶，尤其对脑干及小脑梗死的诊断率高（图 5-2）。

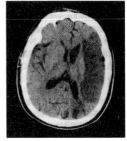

图 5-1　CT 扫描示低密度脑梗死病灶

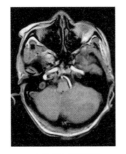 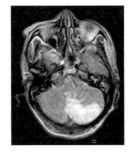

（a）T1 加权像　　　　　　（b）T2 加权像

图 5-2　MRI 显示小脑梗死

③数字减影血管造影（DSA）：可显示动脉闭塞或狭窄的部位和程度，还可显示颅内动脉瘤和血管畸形。是脑血管病变检查的"金标准"，缺点为有创和存在一定风险。

④经颅多普勒超声检查（TCD）：可测定颅底动脉闭塞或狭窄的部位和程度，对血管狭窄引起的短暂脑缺血发作诊断有帮助。

⑤单光子发射计算机断层扫描 CT（SPECT）：是放射性核素与 CT 相结合的一种新技术，可更早发现脑梗死、定量检测脑血流量和反映脑组织的病理生理变化。

（3）心理—社会评估：老年脑梗死病人易发生卒中后抑郁，严重影响病人生活质量，"早期识别，早期干预"极为重要，应在发病 6 周内进行情绪功能筛查，评估是否存在卒中后抑郁及其严重程度；较高的医疗费用和高等残率对家庭成员的照顾能力也提出了更高的要求，应评估家属对疾病相关知识的了解程度，对老年人的关心程度和对治疗的支持情况等。

（4）诊断要点：详细询问病史和体格检查，病人多具有动脉粥样硬化、高血压等危险因素。脑血栓形成之前大多数病人有非特异性脑供血不足的症状，如头晕、头痛、视物模糊等，1/4 的病人有明确的短暂性脑缺血发作（TIA）。多数病人在睡眠中或安静状态下发病，具体临床表现取决于受累血管的分布和侧支循环的建立程度。结合 CT 或 MRI 可明确诊断。

（5）治疗要点：脑梗死病人应在卒中中心中接受治疗，遵循超早期、个体化和整体化的原则。治疗主要包括溶栓、抗凝、抗血小板聚集和降颅压等。①超早期治疗：发病后争取在治疗时间窗内选用最佳治疗方案。②个体化治疗：根据老年人的年龄、病情严重程度、临床类型及基础疾病等采取适当的治疗。③整体化治疗：采取病因治疗、对症治疗、支持治疗和康复治疗等综合措施，同时对高危因素进行预防性干预。

2．护理诊断／问题

（1）躯体移动障碍：与偏瘫或肌张力增高有关。

（2）言语沟通障碍：与意识障碍或病变累及语言中枢有关。

（3）有受伤的危险：与癫痫发作、偏瘫、平衡能力降低有关。

（4）潜在并发症：肺炎、泌尿系统感染、消化道出血、下肢深静脉血栓、压疮、废用综合征。

3．护理目标

（1）病人能适应卧床或生活自理能力降低的状态，掌握肢体功能锻炼的方法，主动配合康复训练，躯体活动能力能逐渐恢复。

（2）病人能够采取有效的沟通方式表达自己的需求，语言表达能力逐渐增强，掌握语言康复训练的方法。

（3）病人日常生活能力有所提高，无外伤发生。

（4）病人无并发症，或出现并发症能得到及时处理。

4．护理措施

（1）一般护理。

1）卧位：可采取平卧位，意识障碍者头偏向一侧，保持呼吸道通畅，促进痰液排出，肢体瘫痪的病人应保持肢体功能位。

2）生活护理：维持正常尿、便（排泄）功能。留置导尿病人应保持尿道口及会阴部清洁，锻炼膀胱括约肌功能，定期更换导尿管与引流袋；老年人保证充足的饮水量，增加粗纤维食物，养成规律的排便习惯，便秘者无法自行排出时，可采取粪便嵌塞手法排除。

（2）病情观察：观察病人的意识、瞳孔、血压、脉搏、呼吸和体温，及时发现脑疝前期的表现，协助医生给予处理；监测血气分析，防止低氧血症的发生；如果病人出现呼吸困难、喘憋、发绀、呼吸暂停等现象时，应立即告知医生，必要时给予气管插管或气管切开。

（3）治疗配合。

1）用药护理。

①溶栓剂：溶栓治疗是目前最重要的恢复血流措施。重组组织型纤溶酶原激活剂（rt-PA）和尿激酶（UK）是我国目前使用的主要溶栓药物。发病 3 h 内或 3 ~ 4.5 h，应按照适应证和禁忌证严格筛选病人，尽快给予 rt-PA 静脉溶栓治疗。如没有条件使用 rt-PA，且发病在 6 h 内，对符合适应证和排除禁忌证的病人可考虑静脉给予尿激酶。溶栓治疗时将病人收到卒中中心进行监测，该类药物最严重的副作用是颅内出血，应严格掌握药物剂量，观察有无黑便、牙龈出血、皮肤瘀点瘀斑等出血表现。观察生命体征、瞳孔、意识状态的变化，如病人原有症状和体征加重，或出现严重头痛、血压增高、脉搏减慢、恶心呕吐等，应考虑继发颅内出血，立即停用溶栓药物，给予紧急头颅 CT 检查；观察有无栓子脱落所致其他部位栓塞的表现，发现异常及时处理。

②抗凝药：可减少短暂脑缺血发作和防止血栓形成，常用药物为肝素和华法林。用药期间严密监测凝血时间和凝血酶原时间。老年人使用抗凝药物拔针时，应注意延长按压时间，以免出血。

③抗血小板聚集药：在急性期使用可降低死亡率和复发率，不可在溶栓或抗凝治疗期间使用。常用药物有阿司匹林、氯吡格雷和替格瑞洛。除了观察有无出血倾向外，长期使用阿司匹林可引起胃肠道溃疡，消化性溃疡病人应慎用。氯吡格雷副作用较小，不引起中性粒细胞减少。长期服用这些药物须监测临床疗效及不良反应。

④防治脑水肿药物：大面积梗死可出现脑水肿和颅内压增高，需应用脱水剂降低颅内压。常用药物有甘露醇、呋塞米、甘油果糖等，甘露醇应无结晶。

选择粗大静脉穿刺并快速输注，250mL 药液在 15 ～ 30min 内滴完，注意观察用药后是否有静脉炎，观察尿液的颜色、量及性质，使用过程中严密监测心、肾功能，记录 24h 出入量。还可使用白蛋白辅助治疗，对低蛋白血症病人更适用。

2）营养与饮食：合理进食，选择高蛋白、低盐、低脂的食物，改变不良饮食习惯，避免粗糙、干硬、辛辣等刺激性食物。使用洼田饮水试验评定吞咽障碍程度，洼田饮水试验评定为 3 ～ 5 级时，需根据病人病情采取经胃或肠管喂养，维持水与电解质平衡，保证营养需求，做好鼻饲管的护理，避免误吸和窒息，注意器具的消毒，加强口腔护理。

3）预防并发症：预防压疮、下肢深静脉血栓、肺部感染及泌尿系统感染、废用综合征等并发症，指导老年人在急性期生命体征平稳时就进行被动运动，鼓励早期下床活动，日常生活活动尽量自己动手，必要时予以协助。对已出现压疮者进行评级、换药护理。已出现下肢深静脉血栓者抬高患肢、制动。

（4）心理护理：老年人因患病易产生悲观、恐惧、抑郁的心理，应理解老年人的感受，关心开导病人，鼓励其表达内心的情感，指导并帮助老年人正确处理面临的困难，通过心理疏导解除老年人心理压力和不良情绪，增强战胜疾病的信心。同时还要关注家属的心理护理，教会家属照顾老年人的方法和技巧，引导家属为老年人提供宽松和适于交流的氛围。

（5）健康指导。

1）健康教育：指导病人和家属了解疾病发生的病因和危险因素、早期主要症状和就诊指征，使病人和家属认识到预防比治疗更重要。控制血压、血脂、血糖，健康的饮食和生活方式是预防疾病的基础。发病后及时就医，积极治疗是促进健康的关键。

2）生活指导：训练病人养成定时排便的习惯，为体质虚弱的老年人提供便器椅，减轻排便不适感，并保证安全。可自行如厕者，要有人陪护，协助病人穿脱裤子，防止跌倒发生。指导病人穿宽松、柔软、穿脱方便的衣服，穿衣时先穿患侧后穿健侧，脱衣时顺序相反，不宜穿系带的鞋子。

3）康复训练。

①语言：早期可针对病人听、说、读、写、复述等障碍给予相应的简单指令训练、口腔面肌肉发音模仿训练、复述训练，口语理解严重障碍或构音障

碍病人，可根据老年人的喜好选择合适的图片或读物，从发音开始，按照字、词、句、段的顺序训练其说话，训练时护士应仔细倾听，善于猜测询问，为病人提供述说熟悉的人或事的机会。同时要对家属做必要指导，为老年人创造良好的语言环境。

②运动：急性期应重视瘫痪肢体的肌力训练，针对相应的肌肉进行渐进式抗阻训练，等速肌力训练可以改善卒中瘫痪肢体的功能。功能训练要循序渐进，对肢体瘫痪的老年病人在康复早期即开始做关节的被动伸展，并保持肢体功能位的摆放，幅度应由小到大，由大关节到小关节，例如单、双桥式运动是早期床上体位变换训练的重要内容之一（图5-3、图5-4），后期应尽早协助病人下床活动，先借助平衡木练习站立、转身等，逐渐借助拐杖或助行器练习行走。

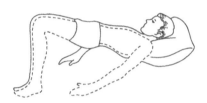 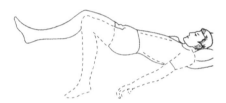

图5-3　双侧桥式运动　　　　　图5-4　单侧桥式运动

③吞咽：吞咽障碍的康复方法包括唇、舌、颜面肌和颈部屈肌的主动运动和肌力训练；先进食糊状或胶冻状食物，少量多餐，逐步过渡到普通食物；进食时取坐位，颈部稍前屈（易引起咽反射）；软腭冰刺激；咽下食物练习呼气或咳嗽，（预防误咽）；构音器官的运动训练（有助于改善吞咽功能）。

5．护理评价

（1）病人能适应卧床或生活自理能力降低的状态，积极配合康复训练，了解并掌握肢体功能锻炼的方法，保证躯体活动能力逐渐恢复。

（2）病人能采取有效沟通方式表达自己的需求，语言表达能力逐渐增强。

（3）病人无外伤发生，日常生活能力有所提高。

（4）病人无并发症，或出现并发症能得到及时处理。

（二）老年脑出血

脑出血（intracerebral hemorrhage，ICH）指原发于脑实质内的非外伤性血管破裂出血，近年报道老年人患病率为250/10万，且患病率和病死率随年龄增长而增加，存活者中80%～95%遗留神经功能损害，其中大脑半球出血占80%，脑干和小脑出血占20%，是影响老年人健康的最严重疾病。

1. 护理评估

（1）健康史。

1）基础疾病：高血压动脉硬化是老年自发性脑出血的主要病因，长期高血压可使脑小动脉管壁呈玻璃样变或纤维素样坏死，弹性降低，脆性增高。长期高血压还可使大脑中动脉深支的豆纹动脉、椎－基底动脉的旁正中动脉等形成微动脉瘤，当血压骤升，就会引起小动脉或动脉瘤的破裂出血。其他还包括脑淀粉样血管病、颅内动－静脉畸形、脑动脉炎、血液病等。

2）诱发因素：寒冷、情绪激动、劳累、用力排便、饮酒过度等因素均可诱发脑出血。

（2）身体状况：由于老年人脑组织有不同程度的萎缩，脑神经细胞代偿能力也较差，所以出血发生时，其神经系统缺失症状和体征更为严重，意识障碍程度更为突出，且不易恢复。常见于情绪激动或活动中突然发病，发病后常于数分钟至数小时达到高峰。

1）神经功能缺失严重：老年人因为脑动脉硬化和脑组织萎缩，导致脑部供血不足。一旦脑出血可产生更严重的神经功能缺损，意识障碍多见，癫痫发作率高。据报道，老年人脑出血后60%～80%有意识障碍，约50%出现昏迷。

2）局灶性定位表现：取决于出血量和出血部位，可有头痛、呕吐、失语、偏瘫、偏身感觉障碍等。

3）并发症多：脑出血可引起下丘脑、边缘系统、血管调节中枢受累，同时作为应激反应可使交感神经刺激强化，导致老年人心血管功能紊乱进一步加重，在急性期常出现心肌梗死、心律失常表现。另外，脑出血可影响到内分泌和凝血功能，可出现非酮症高渗性昏迷、血栓性静脉炎、应激性溃疡等并发症。

4）辅助检查。

①头颅CT：是临床确诊脑出血的首选检查，能清楚、准确地显示血肿的部位、大小、形态及周围组织情况。可显示边界清楚、均匀的高密度影（图5-5）。

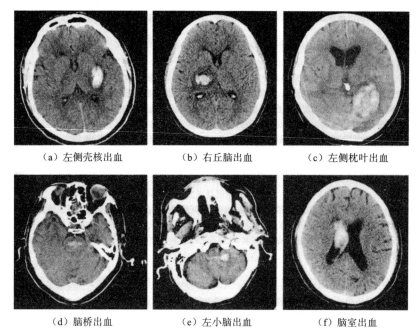

| （a）左侧壳核出血 | （b）右丘脑出血 | （c）左侧枕叶出血 |
| （d）脑桥出血 | （e）左小脑出血 | （f）脑室出血 |

图 5-5　CT 显示不同部位高密度出血灶

②磁共振成像（MRI）：对急性期的幕上及小脑出血诊断价值不如 CT，对脑干出血诊断率高。

③数字减影血管造影（DSA）：适合于怀疑有脑血管畸形、动脉瘤及血管炎的病人。

④脑脊液检查：压力增高，呈均匀血性。因腰椎穿刺检查易诱发脑疝，一般不做该检查，仅适用于不能进行 CT 检查且无颅内压增高的病人。

（3）心理—社会评估：同老年脑梗死。

（4）诊断要点：详细询问病史和体格检查，老年脑出血病人在活动中或情绪激动时突然发病，迅速出现局灶性神经功能缺损症状，如头痛、呕吐、意识障碍等高颅压症状，可考虑脑出血可能，结合影像学检查，即可明确诊断。

（5）治疗要点：治疗原则为急性期安静卧床、脱水降低颅内压、调整血压、防止出血再发生及预防和处理并发症。恢复期通过康复训练促进脑功能恢复，提高生存质量。

2．护理诊断 / 问题

（1）急性意识障碍：与脑出血引起的大脑功能缺损有关。

（2）清理呼吸道无效：与意识障碍有关。

（3）潜在并发症：脑疝、上消化道出血、下肢深静脉血栓、肺部感染、压疮。

3．护理目标

（1）病人意识障碍逐渐减轻。

（2）保证病人的呼吸道通畅，防止误吸、窒息的发生。

（3）病人未出现并发症或并发症得到及时处理。

4．护理措施

（1）一般护理。

1）休息与安全：急性期应绝对卧床 2 ～ 4 周，避免情绪激动，保持环境安静。抬高床头 15°～ 30°以促进脑部静脉回流，减轻脑水肿。恢复期遵医嘱复查 CT，根据血肿的吸收恢复情况，逐渐变换体位，循序渐进避免幅度过大诱发二次出血。有烦躁、谵妄时加用保护性床档，必要时使用约束带适当约束，过度烦躁不安病人可遵医嘱适量应用镇静药。

2）氧疗与降温：用鼻导管或面罩吸氧，维持动脉血氧饱和度在 90% 以上，保持呼吸道通畅，必要时行气管插管或气管切开术。低温可降低脑代谢率，可在头部放置冰袋或冰帽，以减轻脑细胞耗氧量。

3）排便：卧床期间保持排便通畅，增加水和膳食纤维的摄入，预防便秘，必要时可使用大便软化剂、肠蠕动刺激剂或缓泻剂，排便时避免屏气用力。

（2）病情观察：密切监测生命体征、意识、瞳孔、尿量、肢体功能等变化，必要时给予持续心电监护，警惕脑疝的发生。

（3）治疗配合。

1）用药护理。

①降颅压药：使用过程中的注意事项同老年脑梗死。

②降压药：目前对于高血压脑出血的病人血压控制指标尚存在争议，血压过高增加再出血的风险，血压控制过低不利于维持颅脑有效灌注，造成继发损害。目前常用的口服降压药物各具特点，适用于不同人群，因此对于高血压脑出血病人依据病情及病人自身情况选择口服降压药种类。静脉用降压药物首选拉贝洛尔、乌拉地尔、利尿药等治疗药物。收缩压在 180 mmHg 或舒张压在 105mmHg 以内可观察而不使用降压药，以免影响脑灌注。

③止血和凝血药：对高血压性脑出血无效，如果是凝血机制障碍可给予止

血药物，常见药物有氨甲苯酸、6-氨基己酸、酚磺乙胺、巴曲酶等，使用过程中防止深静脉血栓的形成。如发生应激性溃疡引起上消化道出血，常用药物有奥美拉唑，还可使用冰盐水加去甲肾上腺素口服或鼻饲。

2）营养与饮食：出血期间遵医嘱禁食，消化道出血者应禁食 24～48h。出血停止后给予清淡、易消化、营养丰富的饮食，如面条、蛋羹等。避免刺激、粗糙、干燥的食物。温度适宜，少量多餐，防止损伤胃黏膜。

3）预防并发症：做好呼吸道管理，预防肺部感染；通过定期更换体位、保持皮肤清洁等方法预防压疮；密切观察有无消化道出血征象，防止应激性溃疡。

（4）心理护理意识清醒的病人，护士应重点关注其心理状况，耐心倾听，用心开导，防止病人产生焦虑、抑郁的心理；意识障碍急性期时，护士应安慰并指导其家属，做好家属的心理疏导，通过相关知识和技能的讲解增强其与病人合作战胜疾病的勇气和信心。

（5）健康指导，

1）健康教育：告知病人及家属避免疾病的各种诱发因素，合理饮食，积极治疗原发疾病，坚持康复锻炼。

2）生活指导：同老年脑梗死。

3）康复训练：同老年脑梗死。

5．护理评价

（1）病人意识障碍逐渐改善。

（2）病人呼吸道通畅，无误吸、窒息的发生。

（3）病人无并发症，或出现并发症能得到及时处理。

二、老年帕金森病及其护理

帕金森病（Parkinson disease，PD）又称震颤麻痹（paralysis agitans），是中老年常见的神经系统变性疾病，也是老年人最常见的锥体外系疾病，以静止性震颤、肌强直和体位不稳为特征。PD 起病高峰在 60 岁左右，且有随年龄增大而增加的倾向。主要病理改变是黑质致密部多巴胺能神经元变性，由黑质纹状体神经元脱失引起纹状体多巴胺缺乏。在 PD 病人存活的神经元胞质内的包涵体称作路易小体。

（一）护理评估

1．健康史

导致黑质多巴胺能神经元变性的原因除遗传因素外，其他病因尚未明确。目前研究表明，基因突变、溶酶体蛋白降解功能受损、氧化应激、线粒体损害、炎症反应等在黑质多巴胺能神经元变性凋亡的过程中起着重要作用。老年PD 的发生可能与以下因素有关。

（1）生理性老化：随着年龄增长，黑质多巴胺能神经元数目逐渐减少，纹状体内多巴胺递质水平逐渐下降。当黑质多巴胺能神经元数目减少 50% 以上，纹状体内多巴胺递质含量减少 80% 以上，临床就会出现 PD 的运动障碍表现。

（2）环境因素：流行病学调查显示，长期接触杀虫剂、除草剂或长期饮用露天井水可能是 PD 发病的危险因素；环境中与 1- 甲基 -4- 苯基 -1，2，3，6- 四氢吡啶（MPTP）分子结构类似的工业和农业毒素可能是致病因素之一。

2．身体状况

PD 的临床表现以运动功能改变为主，可伴有其他不适，即非运动性症状，老年人出现各种非运动症状的概率更大。

（1）运动功能改变：PD 早期的表现主要为静止性震颤、运动迟缓和肌强直，其与多巴胺进行性丢失有关。随着时间的延续病情逐渐进展，非多巴胺相关症状开始出现，如屈曲体态、冻结现象、慌张步态等，这些严重的表现会进一步导致残疾。需要注意的是部分病例，尤其是 70 岁以上的老年病人可不出现静止性震颤。

（2）非运动性症状：包括反应迟钝、主动性减少、淡漠、痴呆、乏力、抑郁和焦虑、睡眠障碍、自主神经功能障碍（便秘、出汗异常、流涎、性功能减退、脂溢性皮炎等）及感觉异常（受累肢体的疼痛、麻木、刺痛和烧灼感）等。

3．辅助检查

目前尚无实验室检查可用于 PD 的诊断。用 16F-6- 氟左旋多巴做正电子发射计算机断层扫描，可发现纹状体内多巴胺合成和储蓄能力有损伤。测量显示，纹状体对左旋多巴的摄取每年下降约 5%。用正电子发射断层扫描或单光子发射计算机扫描，通过配体标记多巴胺神经末梢，可取得相似的结果。

4．心理—社会状况

PD本身就会有焦虑、抑郁、痴呆等心理精神症状。对没有相关症状的老年人也会因为早期动作迟缓、流涎、言语断续等引起自卑心理，从而回避与人交往。随着病程延长和病情进行性加重，老年人丧失劳动能力，生活自理能力也会逐渐下降，会产生无助、恐惧甚至绝望的心理。

（二）护理诊断／问题

（1）躯体活动障碍：与多巴胺能神经元变性所致的震颤、肌强直、体位不稳和随意运动异常有关。

（2）营养失调：低于机体需要量，与吞咽困难、饮食减少有关。

（3）便秘：与疾病所致的胃肠蠕动减慢和活动量减少有关。

（4）自尊低下：与身体外形改变、肢体活动能力减弱、生活需要依赖他人有关。

（5）潜在并发症：跌倒、压疮、感染。

（三）护理措施

迄今尚无药物或手术方法能明确延缓PD的进展，因此，保护神经、保持老年人的运动功能、个体化干预是针对老年PD病人治疗的基本原则。治疗护理的目标是减轻各种运动或非运动性症状，减少各种并发症的发生，延长老年人的生命；同时通过药物和非药物方法减轻老年人的焦虑、抑郁情绪，增强自尊，提高生活质量。具体措施介绍如下。

1．生活护理

（1）环境：保持室内明亮，通风良好，保持地面干燥、平坦、整洁；将经常使用的东西放在伸手容易拿到的位置，尽量不要登高取物；保持家具边缘的钝性，防止对老年人产生伤害；对道路、厕所、灯等予以明确标志，并将其具体方位告知老年人。

（2）卫生：皮肤卫生护理同"压疮"护理相关的内容。在此需要强调的是因为疾病所致出汗较多、皮脂腺分泌亢进的老年人，一定要指导或帮助老年人经常清洁皮肤、勤换衣服和被褥、穿柔软宽松的棉布衣服。

（3）安全：对于上肢震颤明显的老年人，避免拿热水、热汤，尽量不让老年人自己从开水瓶中倒水，对端碗持筷有困难者准备带有大把手的餐具，选用材质不易打碎的器皿。对有幻觉、抑郁、精神错乱或智能障碍的老年人应有专人陪护，药物代为保管，每次药物定时定量送服到口；禁止老年人自行使用锐利器械和危险品，严密监控，避免自伤、坠床、走失、伤人等意外发生。

（4）饮食：在考虑到疾病所致营养不良和便秘的情况下，宜给予老年PD病人高热量、高维生素、高纤维素、低盐、低脂、适量优质蛋白的易消化饮食，主食多选粗粮、多食新鲜蔬菜和水果、多饮水。由于高蛋白饮食会降低治疗常用药物左旋多巴类药物的疗效，故不宜盲目增加蛋白质的摄入，槟榔为拟胆碱能食物，可降低抗胆碱能药物的疗效，也应该避免食用。

（5）交流：对于言语不清、构音障碍的老年人，应态度和蔼、诚恳耐心地倾听他们的倾诉，不要随意打断他们说话。可指导老年人采用手势、画板、纸笔等方式增进沟通效果。

（6）排便：对于排尿困难的老年人先通过精神放松、腹部按摩、局部热敷等方面刺激排尿，如果效果不佳且病人膀胱充盈时再无菌操作给予导尿和留置尿管。

2．运动护理

运动对老年PD病人非常重要，其不但可以防止和推迟关节的强直与肢体的挛缩，还有助于减轻非运动症状在疾病的不同时期，应根据老年人活动受限的情况制定针对性的锻炼计划。

（1）疾病早期：应鼓励老年人从事力所能及的家务或工作、参与各种形式的活动、坚持适当的运动锻炼。注意通过各种形式保持身体和各关节的活动强度和最大的活动量。

（2）疾病中期：老年人已出现一些部位的运动障碍，应结合病人的具体情况有计划、有目的地锻炼。①起步困难者：可在脚前放置一个小的障碍物作为视觉提示，也可使用有明显节拍的音乐进行适当的听觉提示，以帮助起步和练习走路。当老年人感到脚粘在地上时，可指导其先后退一步，再往前走，这样比直接向前容易。②步态异常者：鼓励老年人行走时两腿尽量保持一定距离，双臂摆动，以增加平衡；尽可能不要在原地转弯，转身时以弧线形式前移；行走时要集中注意力，不要边走路边讲话；不要穿拖鞋行走，裤子或裙摆不要太长，以免绊倒。

（3）疾病晚期：老年人因为显著的运动障碍而卧床不起，应帮助病人采取舒适体位，保持关节功能位，定时被动活动关节、按摩四肢肌肉。注意动作轻柔，勿造成老年人疼痛和骨折。

3．用药护理

（1）复方左旋多巴：是治疗 PD 最基本、最有效的药物，常用药物为多巴丝脱（美多巴）。

1）不良反应：大约有 60% 的病人在使用复方左旋多巴治疗 5 年后会发生开 / 关现象、剂末恶化、异动症等并发症，应注意观察药效变化。①开关现象：指帕金森病症状在突然缓解（开期）与加重（关期）之间波动。②剂末恶化：又称疗效减退，指帕金森病症状随着血药浓度发生规律性波动。③异动症：表现为舞蹈症或手足徐动样不自主运动、肌强直或肌阵挛，可以表现为剂峰异动、剂初剂末双相异动和服药前肌张力障碍 3 种形式。

2）用药注意事项：首先，应告知老年人及其家属此类药物需要服用数天或数周后才会见效。其次，需要吞服，避免嚼碎药片；避免与高蛋白食物一起服用，因为蛋白质会影响此药的吸收，最好在摄入高蛋白之前 30 ～ 60 分钟服用。最后，要避免突然停药，否则会导致发热、出汗、肌强直、精神错乱以及意识模糊等表现。

（2）多巴胺受体激动药：能直接激动纹状体，产生与多巴胺相同作用的物质，从而减少和推迟运动并发症的发生，常用药物有普拉克索、吡贝地尔、罗替戈汀。此类药物虽然较左旋多巴更少导致剂末恶化、异动症等并发症，但更容易引发老年人出现幻觉、精神错乱等精神症状，也更容易引发睡眠、踝部水肿以及冲动控制障碍（表现为强迫性赌博、购物、进食和性欲过强）。

（3）金刚烷胺：可与左旋多巴等药合用，能改善约 2/3 病人的症状，是目前已知的唯一有效治疗异动症的药物。老年人不易耐受，可出现幻觉、精神错乱等精神方面的不良反应。为避免老年人失眠，尽量在黄昏前服用，有心脏病、肾衰竭的老年人应该禁用。

（4）其他：单胺氧化酶 B 抑制剂可减少步态冻结，并可减慢 PD 临床恶化的速度，常用药物为司来吉兰，其为轻微兴奋剂，故应尽量在上午服药。抗胆碱能药物可减轻震颤的严重程度，但老年人易出现记忆损害和幻觉，对 70 岁以上病人要避免使用，可用抗组胺药替换。

4．心理护理

抑郁作为疾病本身的表现，如果不能有效缓解，还会影响抗 PD 药物的疗效，应告知老年人及其家属心理精神因素在疾病进展和治疗中的作用，鼓励他们在积极配合治疗的同时，应通过各种方式保持良好的心态，如保持和发展更多的兴趣和爱好、多参加各种交往活动、增加亲情互动的机会、营造良好的家庭氛围等。同时教会老年人及其家人利用适当的修饰技巧以尽量维护病人的个人形象。

5．健康指导

（1）健康教育：结合老年人的年龄、认知、病情等，以恰当的方式向病人及其家属详细介绍 PD 在并发症、治疗方式和费用、护理方面的知识和建议。在此基础上，才能使得他们做出更能代表自身愿望和价值取向的选择。

（2）生活指导：根据本节生活和运动护理中的方法指导老年人及其家属做好病人个人卫生、活动与休息、营养与排便、活动与安全方面的工作。

（3）照顾者指导：PD 为一种无法根治的疾病，病程长达数年或数十年，家庭成员身心疲惫，容易产生无助感，应给予照顾者充分的关心和理解，并提供疾病护理相关的指导：①协助病人进食、服药，并做好其他各种日常生活的照顾。②细心观察，及时识别病情变化，积极预防各种并发症。③当病人出现发热、外伤、骨折、运动障碍或精神智能障碍加重时，能及时就诊。④为病人提供心理支持，并保持乐观的心态，以感染病人。

（4）临终关怀指导：PD 无法治愈，应该考虑到老年人及其家属对临终关怀的需求，提供他们与医护人员讨论与生命结束相关话题的机会。

（四）护理评价

老年人的躯体活动障碍有所改善；营养摄入可满足机体需求；便秘得到纠正；人际交往意愿增强；无跌倒、压疮、感染等并发症发生。

第六节　消化系统常见疾病与护理

一、老年胃食管反流病及其护理

胃食管反流病（gastroesophageal reflux disease，GERD）是一种慢性消化系统疾病，胃酸（也可能含胆汁）反流到食管时，刺激食管壁，可引起食管反流的症状和体征；侵蚀食管和（或）咽、喉、气管等食管以外组织损害的并发症，所以病理性胃食管反流导致的是一组疾病，称为 GERD。根据有无组织学改变分为两类：①反流性食管炎：食管有炎症组织学改变，由于胃食管反流引起的食管黏膜损伤，发病机制主要为食管抗反流机制减弱，包括反流屏障，食管对反流物的清除及黏膜对反流物攻击的抵抗力；②症状性反流：客观方法证实有反流，但未见组织学改变，发生原因有食管裂孔疝、胃酸分泌增多、胃排空延迟及消化功能紊乱等。

老年人因膈肌、韧带松弛，食管裂孔疝的发生率较高，所以 GERD 的发生率明显升高，在西方国家亦很常见，人群中约有 7% ～ 15% 有胃食管反流症状，发病率随年龄增加而增加。

（一）护理评估

1. 健康史

（1）消化系统及相关疾病病史：老年人 GERD 继发于食管裂孔疝者较多；老年人 GERD 并存胃溃疡者较多，在老年人 GERD 中，有些常见伴随病的治疗药物，可加重 GERD。

（2）合并症：糖尿病并发神经病变致胃肠自主神经受累，进行性系统硬化症使食管平滑肌受累，均可引起食管、胃肠道蠕动减弱，导致 GERD 的发生。在 GERD 病人中常见的其他合并症还有代谢综合征、心血管疾病和睡眠呼吸暂停等。

（3）危险因素：①年龄：一般认为 GERD 的发病随年龄段的增长而增长，老年人 GERD 患病率增高的原因与随年龄增长的退行性改变相关，易发生胃食管反流。尤其是女性，40～60岁为发病高峰年龄；②吸烟、浓茶及有些饮料：可降低食管下括约肌的压力，而碳酸饮料是 GERD 病人在睡眠期间出现胃灼热的一个风险因素。③超重和肥胖：GERD 及糖尿病等合并症的常见风险因素；有研究发现 BMI 与 GERD 症状发生的频率有显著的正相关。④高脂肪的摄入：可延缓胃的排空，会带来 GERD 和糜烂性食管炎的较高风险。⑤某些药物：如钙通道阻滞药、抗胆碱能药物和非甾体类抗炎药（NSAIDs）可能负面地影响 GERD 及其治疗，抗生素、钾补充剂等可能引起上消化道损伤并加重反流样症状或反流诱导的损伤。⑥其他：体力劳动、饱餐、家族史、心身疾病、社会因素等均与 GERD 的发生有关。

2．身体评估

症状评估是 GERD 诊断的关键，胃灼热和反流是 GERD 最常见、最主要的症状，对于诊断 GERD 有很高的特异性。GERD 的诊断标准为：①即使反流症状轻微，每周出现≥2次反流症状会导致病人生活质量的下降。②不频繁的中至重度症状，每周＜2次发生尽管不足以影响生活质量，仍满足 GERD 诊断。

与年轻人相比，老年 GERD 病人症状可不典型（表5-3），胃灼热或反酸发生率降低，而厌食、消瘦、贫血、呕吐和吞咽困难等症状，发生率却随年龄增长而显著升高，而且年龄越大，发生严重食管炎的危险越大。

表5-3 GERD 的症状

典型症状	非典型症状
胃灼热（白天或夜间）	呕吐
反流（白天或夜间）	胸痛（心前区）
胃灼热（唾液分泌过多）	呼吸道症状（咳嗽、喘息、慢性鼻窦炎）
恶心，嗳气（打嗝）*	耳鼻喉症状（声音嘶哑、咽部疼痛）
消化缓慢，早饱*	早醒
上腹疼痛*，腹胀*	夜间觉醒，噩梦

注：* 可以认为是与 GERD 相关症状：对 PPI（泵离子抑制剂）治疗响应并有所改善的症状。

3．实验室和其他辅助检查

（1）X 线钡餐检查：食管钡餐造影检查可作为食管反流病的初始检查。对不能接受内镜检查者行此检查有一定的意义，但敏感性低。

（2）内镜检查：是诊断反流性食管炎最准确的方法，可判定反流性食管炎的严重程度。

（3）其他：①24小时食管pH监测：是唯一可以评估反流症状相关性的检查，可确定胃食管反流的程度、食管清除反流物的时间及胸痛与反流之间的关系。有助于持续症状（典型或不典型）的病人确诊GERD；②食管酸灌注（Bernstein）试验：可区分胸痛为食管源性还是心源性；③食管测压试验：可确定食管下括约肌的基础压力及动态变化；④其他：还有多通道食管腔内阻抗（MⅡ）技术、PPI（泵离子抑制剂）试验（经验治疗）等。

（4）并发症：食管狭窄、消化道出血、癌变等。

4. 心理—社会状况

患本病的老人由于进食及餐后的不适，会对进餐产生恐惧。同时会因在食物选择方面的有限性而减少与家人、朋友共同进餐的机会，减少正常的社交活动。

（二）护理诊断／问题

（1）营养失调：低于机体需要量与厌食和吞咽困难导致进食减少有关。

（2）疼痛：与反酸引起的烧灼及反流物刺激致食管痉挛有关。

（3）有孤独的危险：与进餐不适引起的情绪恶化及参加集体活动次数减少有关。

（4）潜在并发症：食管出血、穿孔与反流引起食管炎加重有关。

（三）护理护理措施

GERD的治疗采用循序渐进的方法，核心原则是生活方式干预，对一般老年人通过内科保守治疗就能达到治疗目的，对重症病人经内科治疗无效者，可采用抗反流手术治疗。治疗的主要目标是缓解症状，改善病人生活质量，治愈食管炎以及防止或治疗GERD相关的并发症。具体护理措施如下：

1. 休息与活动

餐后散步或采取直立位，睡眠时可将头侧床垫垫高15～20 cm，这对平卧反流是行之有效的方法，将枕头垫在背部以抬高胸部，这样借助重力作用，促进睡眠时食管的排空和饱餐后胃的排空。避免睡前饱食和右侧卧位，避免反复弯腰及抬举动作。

2．饮食护理

为减轻老人与进餐有关的不适，保证营养物质的摄入，需要从以下几方面进行护理。

（1）进餐方式：协助老人采取高坐卧位，给予充分的时间，并告诉老人进食速度要慢，注意力要集中，每次进少量食物，且在一口咽下后再给另一口。应以少量多餐取代多量的三餐制。

（2）饮食要求：常规给予低脂肪饮食，出现吞咽困难给予半流质或流质饮食，必要时禁食。为防止呛咳，食物的加工宜软而烂，可将食物加工成糊状或肉泥、菜泥、果泥等。另外，应根据个体的饮食习惯，注意食物的色、香、味、形等感观性状，刺激食欲，食物的搭配宜多样化，主副食合理，粗细兼顾。

（3）饮食禁忌：胃容量增加能促进胃反流，因此应避免进食过饱。高酸性食物可损伤食管黏膜，应限制柑橘汁、西红柿汁等酸性食品。刺激性食品可引起胃酸分泌增加，应减少酒、茶、咖啡、糖等摄入。

3．胃灼热、反酸的护理

（1）指导病人调整饮食结构、戒烟酒、肥胖病人减肥。

（2）改变不良睡姿，如避免将两上臂上举或枕于头下，因为这样可引起膈肌抬高，胃内压力增加，从而使胃液反流而上。

（3）穿着宽松舒适衣物。

（4）加强口腔护理，反流后及时漱口，防止口腔溃疡发生。

4．用药护理

抑酸是 GERD 治疗的主要手段。治疗 GERD 最常用的药物有：①抑制胃酸分泌药，如雷尼替丁、西咪替丁；质子泵抑制剂，如奥美拉唑和兰索拉唑。②促动力药，如西沙必利、胃复安、多潘立酮。③黏膜保护剂，如硫糖铝。

在用药过程中要注意观察药物的疗效，同时注意药物的副作用，如服用西沙必利时注意观察有无腹泻及严重心律失常的发生；胃复安可出现焦虑、震颤和动作迟缓等反应，应避免应用；对于多潘立酮，由于可引起心电图上 QTc 间歇延长等安全性问题，不推荐使用；服用硫糖铝时应警惕老年人便秘的发生。

避免应用降低食管下括约肌压力的药物，如抗胆碱能药、肾上腺能抑制剂、地西泮、前列腺素 E 等。对合并心血管疾病的老人应适当避免服用硝酸甘油制剂及钙拮抗剂，合并支气管哮喘则应尽量避免应用茶碱及多巴胺受体激动药，以免加重反流。慎用损伤黏膜的药物，如阿司匹林、非激素类抗炎药等。提醒老人服药时须保持直立位，适当饮水，以防止因服药所致的食管炎及其并发症。

5．心理调适

耐心细致地向老人解释引起胃部不适的原因，教会老人及照护者减轻胃部不适的方法和技巧，减轻其恐惧心理。与家人协商，为老人创造参加各种集体活动的机会，如家庭娱乐、朋友聚会等，增加老人的归属感。

6．健康指导

（1）健康教育：根据病人的文化程度、接受能力和知识需求对疾病相关知识选择不同的教育内容。告知老人胃食管反流病的原因、主要的临床表现及并发症、实验室检查结果及意义，使老人明确自己的疾病类型及严重程度。

（2）生活指导：改变生活方式及饮食习惯是保证治疗效果的关键。指导老人休息、运动、饮食等各方面的注意事项，避免一切增加腹压的因素，如腰带不要束得过紧、注意防止便秘、肥胖者要采用合适的方法减轻体重等。

（3）用药指导：指导老人掌握促胃肠动力药、抑酸药的种类、剂量、用法及用药过程中的注意事项。

（四）护理评价

老人学会了日常生活中避免不适加重的方法；能按医嘱正确服药；能选择符合饮食计划的食物，保证每日摄入足够的营养成分，体重有所增加；老人情绪稳定，无社交障碍发生。

二、老年慢性胃炎及其护理

慢性胃炎是由各种病因引起的胃黏膜慢性炎症，是老年人常见病，发病率随着年龄的增加而增高。本病的发生与幽门螺杆菌感染、胃黏膜屏障功能降低、胆汁反流、自身免疫等因素有关。

（一）护理评估

1．健康史

询问有无家族史；有无桥本甲状腺炎等免疫性疾病；有无胃食管反流性疾病；是否经常服用非留体类抗炎药等药物；有无长期摄食过热、过冷、过于粗糙的食物，酗酒或饮浓茶等不良饮食习惯。

2．身体状况

老年慢性胃炎起病缓慢，反复发作；缺乏特异性表现，多为上腹痛、饱胀不适、嗳气、恶心等消化不良症状；体征不明显，有时可有上腹部轻压痛。

3．心理—社会状况

病程长、反复发作、症状有时不明显而有时又持续存在，容易产生烦躁、焦虑的情绪。

4．辅助检查

胃镜及胃黏膜活组织检查、幽门螺杆菌检测、血清学检查、胃液分析等。

（二）护理诊断／问题

（1）腹痛：与胃黏膜炎性损伤有关。

（2）营养失调：低于机体需要量与消化吸收障碍有关。

（3）知识缺乏：缺乏对慢性胃炎病因和预防知识。

（三）护理目标

（1）老年病人腹痛缓解或消失。

（2）老年病人食欲增加，营养改善，体重增加。

（3）老年病人能说出慢性胃炎的预防要点。

（四）护理措施

1．一般护理

（1）休息与活动：急性发作期应卧床休息，恢复期生活规律，避免过度劳累。

（2）减轻疼痛：①腹部热敷、按摩，解除胃痉挛。②避免精神紧张和刺激，如转移注意力、深呼吸等。③针刺合谷、足三里、内关等穴位。④必要时遵医嘱给予解痉止痛药。

2．饮食护理

急性发作期可给予无渣、半流质的温热饮食。恢复期给予高热量、高蛋白、高维生素、易消化的饮食。

3．用药护理

（1）抗菌药：甲硝唑可引起恶心、呕吐等胃肠道反应及口腔金属味、舌炎等不良反应，宜在餐后 30min 服用。

（2）黏膜保护剂：枸橼酸铋钾宜在餐前 30 min 服用，不宜与制酸剂、牛奶同服，可出现黑色大便或便秘，停药后自行消失。硫糖铝可引起老年人便秘。

（3）解痉止痛药：如阿托品、溴丙胺太林等，应餐前服用。

（4）促胃肠动力药：宜在餐前服用。西沙必利、多潘立酮可引起老年人严重心律失常。甲氧氯普胺可引起老年人锥体外系神经症状。

4．密切观察

病情观察腹痛的部位、性质、呕吐物与粪便的颜色、量及性状。注意观察用药前后症状变化。监测有关营养指标，了解其营养状况的改善情况。

5．心理护理

应注意安慰老年病人，使其精神放松，消除紧张、焦虑心理，保持情绪稳定。

6．健康教育

（1）疾病相关知识：介绍本病相关知识，告知避免病因和诱因，坚持定期检查。

（2）生活指导：指导饮食调整，养成良好的饮食习惯，定时进餐、少量多餐、细嚼慢咽，避免食用过咸、过甜、辛辣、生冷等刺激性食物，多吃新鲜蔬菜、水果。忌烟酒。避免使用对胃黏膜有损害的药物。

（五）护理评价

（1）老年病人腹痛是否缓解或消失。

（2）老年病人食欲是否增加，营养状况是否得到改善，体重是否增加。

（3）老年病人能否说出慢性胃炎的预防要点。

第七节 循环系统常见疾病与护理

一、老年高血压及其护理

老年高血压（elderly hypertension）是指年龄 ≥ 65 岁，在未使用抗高血压药物的情况下，血压持续或非同日 3 次以上收缩压（SBP） ≥ 140mmHg（18.7kPa）和（或）舒张压（DBP） ≥ 90mmHg（12.0 kPa）。若收缩压 ≥ 140mmHg，舒张压 < 90mmHg 则定义为单纯收缩期高血压（isolated systolic hypertension，ISH）。

老年高血压除了血压升高，还伴有心、脑、肾等脏器的损害，是一种排除假性或继发性高血压的全身性疾病，也是导致老年人脑卒中、冠心病、充血性心力衰竭、肾衰竭和主动脉瘤发病率和死亡率升高的主要危险因素之一。我国 60 岁以上老年人的患病率高达 50% 以上，尤其在 65 岁以上的老年人群中，高血压的患病率和升高幅度均增加。

（一）护理评估

1．健康史

（1）内在因素：包括与血压有关的各种老化因素，如血管粥样与纤维性硬化的程度、激素反应性减低的情况以及压力感受器敏感性的变化等。

（2）外在因素：指各种不良的生活方式，如缺乏体育锻炼和活动、超重、中度以上饮酒、吸烟、寒冷的气候、高盐饮食等。

2．身体状况

老年高血压的表现与中青年有所不同，具体见于以下几方面：

（1）血压波动性大：常见血压昼夜节律异常，表现为夜间血压下降幅度小于 10% 或超过 20%，血压"晨峰"现象增多，使心脑肾等靶器官损害的危险性显著增加。老年人的收缩压、舒张压和脉压的波动均明显增大，尤其是收缩压，一天内波动达 40 mmHg，且 80 岁以上高龄老人血压的昼夜节律常消失，约 1/3 的病人表现为冬季高、夏季低。血压波动性大使老年人易发生直立性低血压和餐后低血压，且恢复的时间长。

（2）收缩压增高、脉压增大：65 岁以上高血压病人中，ISH 为混合型的 2 倍。收缩压随着年龄增长而增高，舒张压降低或不变，由此导致脉压增大。脉压随着年龄增长而增加，是反映动脉损害程度的重要标志，比收缩压或舒张压更能预测心血管事件的发生。

（3）多种疾病并存：老年高血压常与糖尿病、高脂血症、动脉粥样硬化、前列腺增生、肾功能不全等疾病共存并相互影响，使其治疗变得更为复杂，致残、致死率增高。

（4）直立性低血压：在老年高血压中较多见，尤其常见于降压治疗过程中。

（5）症状少而并发症多：在靶器官明显损害前，半数以上老年高血压病人无症状，因而缺乏足够重视，导致并发症的发生和病情进展。老年人器官老化、长期高血压加重了对靶器官的损害，病人的并发症发生率高达 40%，其中冠心病、脑卒中为常见且严重的并发症，其发生与血压密切相关；收缩压升高 10 ～ 12 mmHg 或舒张压升高 5 ～ 6 mmHg，脑卒中的危险就增加 35% ～ 40%，冠心病意外增加 20% ～ 25%。

3．实验室和其他辅助检查

老年高血压病人在心电图、胸部 X 线、眼底检查等方面表现与一般成人高血压没有太大区别，不同点为：

（1）血脂、血糖检测：老年高血压病人常合并高血脂、高血糖。

（2）内分泌检测：老年高血压多为低肾素型，表现为血浆肾素活性、醛固酮水平、β 受体数目及反应性均低。

（3）24 小时动态血压检测：老年病人血压波动性较大，有些高龄老人血压昼夜节律消失。

4．心理—社会状况

评估老人有无对疾病发展、治疗方面的焦虑和猜疑；有无对终生用药的担心和忧虑；靶器官受损的程度是否影响到老人的生活及社交活动；老人的家庭和社区支持度如何。

（二）护理诊断／问题

（1）疼痛：头痛与血压升高所致的脑供血不足有关。

（2）活动无耐力：与血压升高所致的心、脑、肾循环障碍有关。

（3）有受伤的危险：与视物模糊、低血压反应、意识障碍有关。

（三）护理措施

治疗护理的主要目标是将血压调整至适宜水平，避免过度降低血压，最大限度地降低心血管病死亡和致残的危险，提高生活质量。现行的多数高血压指南建议将老年人血压控制在＜140/90mmHg以下，80岁以上高龄老年人降压的目标值为＜150/90mmHg。当老年人血压≥140/90mmHg时即应建议病人积极改善生活方式，特别是减轻体重与减少食盐摄入，血压≥150/90mmHg可以考虑启动药物治疗。老年人高血压的治疗必须是个体化治疗，绝大多数老年高血压病人需要使用2种以上药物。具体措施如下。

1．一般护理

（1）适当运动：根据老年高血压病人危险性分层（同内科护理学）确定活动量。极高危组病人需绝对卧床休息；高危组以休息为主，可根据身体耐受情况，指导其做适量的运动；中危及低危组病人应选择适合自己的运动方式，坚持运动，运动量及运动方式的选择以运动后自我感觉良好、体重保持理想为标准。

（2）环境舒适：流行病学调查表明高血压发病受环境因素影响，不良环境刺激可加重老年高血压病人病情，应保持良好的生活环境，如干净整洁、温湿度适宜、光线柔和等，以利于老人充分休息。护理操作应相对集中，动作轻巧，尽量避免影响老人休息。

（3）病情观察。如发现病人意识发生改变，应绝对卧床休息，床头抬高15°～30°，做好口腔护理和皮肤护理，以避免口腔溃疡和压疮的发生。

（4）疾病管理：老年人血压波动较大，所以应每日定时、多次测量血压。老年人易发生直立性低血压，测血压时必须强调测量立位血压。同时注意观察有无靶器官损害的征象。让病人关注24小时血压是否得到平稳控制，尤其是清晨血压是否达标。告知病人，清晨血压控制在＜135/85 mmHg以下，意味着24小时血压得到严格控制，其带来的保护作用远远高于基于诊室血压的评估结果。

2．用药护理

合理选择降压药物不仅有利于血压控制，更重要的是可以降低病人心血管疾病的发病率与致死致残率，减少靶器官损害以及心血管事件的发生。

（1）老年高血压的治疗指南遵循以下的顺序。

1）治疗前检查有无直立性低血压。

2）选择对合并症有益的药物，具体选择的原则是：无并发症者选用噻嗪类利尿药与保钾利尿药；如需第二种药，则用钙拮抗剂；除非有强适应证，不宜应用 β 受体阻滞药。

3）从小剂量开始，逐渐递增。

4）应用长效剂型，每日 1 次。

5）避免药物间的相互作用，尤其是诸如非甾体类抗炎药等非处方药。

6）观察不明显的药物副作用：如虚弱、眩晕、抑郁等。

7）为防止血压过低，应定时监测血压。

老年高血压合并其他疾病时的降压目标及药物选择如下（表 5-4）。

表 5-4　老年高血压合并其他疾病时的降压目标及药物选择

合并疾病种类	推荐用药
冠心病	血酶制目标为 < 140/90 mmHg。如无禁忌证，首选 β 受体阻滞药；伴有心绞痛症状者也可首选长效 CCB
慢性心力衰竭	血压控制目标为 < 130/80 mmHg。如无禁忌证，首选 ACEI、β 受体阻滞药及利尿药治疗。不能耐受 ACEI 时可用 ARB 替代
糖尿病	血压控制目标为 < 140/90 mmHg，若能耐受，可进一步降低。首选 ARB 或 ACEI，不能耐受或血压不能达标时，可选用长效 CCB
肾功能不全	血压控制目标为 < 130/80 mmHg。如无禁忌证，首选 ARB 或 ACEI，必要时选祥利尿药

（2）药物使用及副作用观察：目前用于降压治疗的一线药物主要有 6 大类，老年高血压病人选药受很多因素影响，如危险分层、合并症等，在考虑药物作用及老年人自身情况的前提下，表 5-5 列出了老年高血压病人对不同药物适应性以及可能出现的不良反应。

表 5-5　老年高血压药物的选用及不良反应观察

降压药物名称	老年高血压病人适应性	副反应
利尿药	低剂量利尿药，特别是睡嗪类是治疗老年高血压的首选药物，特别适用于 ISH 病人	低钾血症、胃肠道反应、高血糖、高尿酸血症等
钙通道阻滞药（CCB）	对老年高血压尤其有效，可作为一线降压药物	下肢水肿、头晕、头痛、心动过速等。心脏传导阻滞和心力衰竭者禁用非二氢吡啶类钙拮抗剂
血管紧张素转换酶抑制剂（ACEI）	用于老年高血压可降低心脏前后负荷、不增加心率、不降低心脑肾血流、不引起直立性低血压、无停药反跳现象	皮疹、咳嗽、血管性水肿、味觉异常等。肾动脉狭窄者禁用，同时用保钾利尿药应谨慎
血管紧张素 II 受体拮抗剂（ARB）	具有强效、长效、平稳降压的特点，对老年 ISH 有效	副作用少，极少发生咳嗽
β 受体拮抗剂	老年高血压疗效差。但适用于老年高血压合并心绞痛且心率偏快者，尤其是心肌梗死的二级预防	疲乏、耐力降低。心脏传导阻滞、周围血管病、呼吸道阻塞性疾病慎或禁用
受体阻滞药	适用于老年高血压合并血脂异常、糖耐量异常及周围血管病，尤其是有前列腺增生、排尿障碍者	直立性低血压、晕厥、心悸等

（3）联合两种药物治疗的原则。

1）小剂量开始，如果血压不能达标，可将其中一种药物增至足量，如仍不能达标，可将两种药物增至足量或加用小剂量第三种降压药 0。

2）避免使用降压机制相近的药物，如 β 受体阻滞药与 ACEI 或 ARB 联合使用。

3）选用增加降压疗效、减少不良反应的降压方案，如 β 受体阻滞药与 CCB 联合。

3．心理调适

老年高血压病人的情绪波动会进一步加重病情，故应鼓励老人使用正向的调适方法，如通过与家人、朋友间建立良好的关系得到情感支持，从而获得愉悦的感受。

4．健康指导

高血压治疗的长期性决定了其防治工作的另一个重要领域在社区，医务人员需要通过健康教育、生活指导、康复指导等工作，降低高血压的各种危险因素。研究报道发展中国家的高血压知晓率、治疗率和控制率分别为25%～50%，10%～50%、20%～50%，远低于发达国家，做好高血压的健康指导工作尤为重要。

（1）健康教育：对老人进行面对面培训，提高其有关高血压的知识、技能和自信心，使老人明确定期检测血压、长期坚持治疗的重要性，避免出现不愿服药、不难受不服药、不按医嘱服药的三大误区，养成定时定量服药、定时定体位定部位测量血压的习惯。告知病人及家属有关降压药的名称、剂量、用法与副作用，并提供书面材料。

（2）生活指导。

1）膳食调节：减少膳食脂肪，补充优质蛋白，增加含钾多、含钙高的食物。减少烹饪用盐及含盐量高的调料，少食各种盐腌食品。多食蔬菜和水果。提倡戒酒。

2）劳逸结合：生活规律，保证充足的睡眠，避免过度脑力劳动和体力负荷。

3）控制体重：可通过减少总热量摄入和增加体力锻炼的方法减重。减重速度因人而异。老年人超重很普遍，因此减肥对预防和缓解高血压进展有很大效果。

4）补钾：研究表明，无论血压正常还是高血压病人，补钾都能降低血压，而且钠摄入越高，补钾效果越好。

5）精神调适：保持乐观心态，提高应对突发事件的能力，避免情绪过分激动。

6）其他：有证据表明补钙可稍微降低血压，而且这种效果仅出现在高血压病人中。老年高血压病人还应积极戒烟、少喝咖啡。

（3）康复运动：老年人想要获得健康的体魄，需要科学合理的运动，美国运动医学会提出了体适能的概念："机体在不过度疲劳状态下，能以最大的活力从事体育休闲活动的能力，以及应对不可预测紧急情况的能力和从事日常工作的能力"。适当运动不但有利于血压下降，而且可提高其心肺功能。不同年龄靶心率的范围见表5-6。

表 5-6　美国心脏协会推荐的不同年龄靶心率范围

年龄（岁）	靶心率范围（次 / 分）	极限心率（次 / 分）
45	88 ～ 131	175
50	85 ～ 127	170
55	83 ～ 123	165
60	80 ～ 120	160
65	78 ～ 116	155
70	75 ～ 113	150

（4）中医中药：中国传统中药、针灸、推拿、气功等对老年高血压病人的康复有一定疗效。如"轻揉腹部"就是一种简单的推拿方法：病人取仰卧位，术者用掌根轻揉、按摩整个腹部，顺时针转动，其间病人自然呼吸，每次持续约 5 分钟。

（5）定期检测：最好家庭自备血压计，每天由家人定时测量血压并记录，尤其是在有自觉症状或情绪波动时，应及时测量，发现血压高于正常应及时就诊。另外，还需定期做尿常规、血液生化、心电图及眼底检查等。

（6）预后：老年高血压病人的预后主要取决于血压长期控制情况和是否存在靶器官损害及其严重程度。如果病人能够坚持治疗并使血压持久维持在正常水平，一般预后良好。若不进行降压治疗或者血压控制不理想，将会显著增加冠心病、心力衰竭、心肌梗死、缺血性或出血性脑卒中、肾功能损害等并发症的发生率，对预后不利。

（四）护理评价

老人学会了饮食及运动控制血压的方法；能遵医嘱服药；血压控制平稳，并发症发生少或无；自觉调节不良情绪。

二、老年冠心病及其护理

冠心病是冠状动脉粥样硬化性心脏病（coronary atherosclerotic heart disease）的简称。冠状动脉粥样硬化，血管腔狭窄或阻塞，和（或）因冠状动脉功能性改变（痉挛）导致心肌缺血缺氧或坏死而引起的心脏病，是老年人最常见的心脏病。冠心病的发病率和死亡率均随年龄增加而明显增加（表5-7）。

表5-7　不同年龄和性别的冠心病发病率（%）

年龄（岁）	男性	女性
35～44	8.2	1.2
45～54	21.6	6.9
55～64	40.3	16.8
65～74	45.1	27.2
75～84	50.5	46.8

　　老年冠心病病人的临床特点表现为：①病史长、病变累及多支血管，常有陈旧性心肌梗死，且可伴有不同程度的心功能不全，心绞痛的发作与冠状动脉狭窄程度不完全一致，主要取决于侧支循环的形成是否完善；②感受性低，多无典型症状。可表现为慢性稳定型心绞痛，也可以急性冠状动脉综合征（包括不稳定型心绞痛、急性心肌梗死及冠心病猝死）为首发症状；③常伴有高血压、糖尿病、慢阻肺等慢性疾病；④多存在器官功能退行性病变，如心脏瓣膜退行性变、心功能减退等。由于上述原因，老年冠心病病人发生急性冠状动脉综合征的危险性相对较大。

　　心绞痛（angina pectoris）是冠心病最常见的类型，而急性心肌梗死（acute myocardial infarction，AMI）在老年人的发病率较一般成人高，且高龄者AMI的病死率较高，故本节重点介绍老年心绞痛和老年心肌梗死的护理。

（一）老年心绞痛

　　老年心绞痛（elderly angina pectoris）是冠状动脉机械性或动力性狭窄致冠状动脉供血不足，心肌急剧、暂时地缺血、缺氧所引起的以短暂胸痛为主要表现的临床综合征。90%的老年心绞痛是因冠状动脉粥样硬化引起，也可由冠状动脉狭窄或两者并存引起。

　　1. 护理评估

　　（1）健康史：评估时应注意老年心绞痛的诱因与一般成人有所不同。

　　1）非疾病因素：除一般诱因，如饱餐、受寒、炎热外，体力活动和情绪激动是老年人心绞痛的常见诱因。老年人躯体承受能力降低，易受外部环境的影响；老年人易遭受地位改变、丧偶、孤独等心理应激，且易激惹、固执等易造成情绪激动。除了年龄因素，老年冠心病的发生与吸烟、精神因素有关，老年女性还与雌激素水平下降有关。此外，肥胖被认为是导致冠心病的最大可变危险因素，肥胖者冠心病发病率较消瘦者高 2 ～ 2.5 倍，若能控制体重在正常范围内，冠心病的发病率可以减少35% ～ 45%。80% 的冠心病与不健康的生活方式有关，包括高热量、高动物脂肪、高胆固醇、高糖饮食等。

2）疾病因素：老年冠心病病人的相关疾病危险因素中，高血压、血脂异常、糖尿病被认为是冠心病最重要的危险因素，导致了人群中超过50% 的额外患病风险。近年来还发现，局部或系统性炎症，慢性感染在冠心病的发病机制中起重要作用。

（2）身体状况。

1）疼痛部位不典型：疼痛可以在上颌部与上腹部之间的任何部位，或仅有胸骨后压迫感、窒息感等。发作时间多在夜间，或白天脑力、体力过度，精神刺激也可发病。

2）疼痛性质不典型：由于痛觉减退，疼痛程度往往较轻，30% ～ 40% 的老年人无典型心绞痛发作，有恶心、呕吐、腹泻等，此外，如气促、疲倦、喉部发紧、左上肢酸胀、胃灼热等表现较多，少数心前区有针刺样或压榨样疼痛，疼痛持续时间短则数分钟，长则 10 分钟以上，且会有无症状心肌缺血的发生。

3）体征少：大多数老年心绞痛病人可无阳性体征。

4）严重并发症：心律失常，可表现为快速心房颤动、室速、心室颤动、心动过缓等，均可导致血流动力学障碍，影响血压、神志。

（3）实验室和其他辅助检查。

1）心电图：老年心绞痛病人最常见的心电图异常是非特异性 ST-T 段或间期改变，即心绞痛发作时一过性的完全性左束支传导阻滞，常提示有多支冠状动脉病变或左心功能不全。

2）心电图负荷试验：包括运动负荷、药物负荷以及经食管心房调搏负荷试验。最常用的是运动负荷试验，主要为分级活动平板或踏车。阳性结果虽对冠心病诊断有一定价值，但老年人可因肺功能差或体力不支而影响结果判断。

3）放射性核素检查：可早期显示缺血区的部位和范围，结合其他临床资料，对老年心绞痛诊断有较大价值。

4）冠脉造影：为有创性检查，目前仍然是诊断冠心病较准确的方法。老年人做冠状动脉造影是安全可靠的。此检查不但可以确诊或排除冠心病，而且对病人是否需行冠状动脉血运重建也是必不可少的检查手段。

5）超声心动图：心绞痛发作时可发现室壁运动幅度降低、无运动或反向运动，射血分数降低。

6）冠脉内超声显像：是在冠状动脉造影基础上发展起来的超声技术，可以实时显示血管壁的形态、结构和功能，但价格昂贵，仅用于某些特殊临床情况，特别是对心绞痛反复发作而冠状动脉造影正常者，意义较大。

7）其他血糖、血脂检查可了解冠心病危险因素；胸痛明显者需检查血清心肌损伤标志物；血常规注意有无贫血；胸部 X 线有助于了解其他心肺疾病的情况。

（4）心理—社会状况：评估老人有无因心肌缺血所引起的恐惧、抑郁，有无因对病情及预后不了解而产生焦虑反应。老人的家庭成员能否支持配合医护方案的实施。

2．常见护理诊断/问题

（1）急性/慢性疼痛：与心肌缺血、缺氧有关。

（2）活动无耐力：与心肌供血、供氧不足有关。

（3）知识缺乏：缺乏控制诱发因素及药物应用的知识。

（4）潜在并发症：心肌梗死。

3．护理措施

老年人心绞痛的治疗护理原则是改善冠脉血供和降低心肌耗氧，以改善病人症状，提高运动耐量，改善生活质量。治疗护理目标是治疗冠状动脉粥样硬化，预防心肌梗死，延长生存期。

（1）一般护理：心绞痛发作时，立即休息，停止原有活动后症状逐渐消失。有条件者及时给予间歇氧气吸入，调节流量为 2～3L/min。如心绞痛不缓解，舌下含服硝酸甘油 0.5mg，1～2 分钟起效，必要时间隔 5 分钟可再次含服。

（2）监测病情：严密观察胸痛的特点及伴随症状，随时监测生命体征、心电图的变化，注意有无急性心肌梗死的可能。

（3）用药护理：老年心绞痛治疗所使用的药物种类与一般成人相同，但在使用时要注意结合老年人的特点。

1）硝酸酯类药：是老年心绞痛病人的常备药，对缓解心绞痛最为有效。针对老年人口干的特点，口服硝酸甘油前应先用水湿润口腔，再将药物粉碎置于舌下，这样有利于药物快速溶化生效，有条件的老人最好使用硝酸甘油喷雾剂。首次使用硝酸甘油时宜平卧，因老年人易出现减压反射导致血容量降低。注意观察有无头痛、面色潮红、心率反射性加快等不良反应的发生。

2）β 受体拮抗剂：应遵循剂量个体化的原则，从小剂量开始，使心率维持在 55 次/分以上。老年人用药剂量较中年人要小，伴有慢性阻塞性肺疾病、心力衰竭或心脏传导病变的老人对 β 受体拮抗剂很敏感，易出现副作用，故应逐渐减量、停药。

3）钙通道阻滞药：本类药物扩张周围血管，降低动脉压，可引起老年人低血压，应从小剂量开始使用。长效制剂氨氯地平血药浓度与肾功能损害无关，故可适用于老年心绞痛合并高血压的病人。维拉帕米有明显的负性肌力和负性传导作用，用于老年心绞痛治疗时应密切观察其副作用。外周水肿、便秘、心悸、面部潮红是所有钙通道阻滞药常见的副作用，其他不良反应如头痛、头晕、失眠、虚弱无力等注意观察。

4）血小板抑制剂预防心肌梗死，改善预后。老年人使用阿司匹林、氯吡格雷等药物，不会增加颅内出血的危险性。在使用血小板抑制剂期间应密切观察有无出血倾向，定期监测出、凝血时间及血小板计数。阿司匹林主要不良反应为胃肠道出血或对阿司匹林过敏。

5）他汀类药物具有降脂、抗炎、稳定动脉粥样硬化斑块和保护心肌的作用。对于伴有高脂血症的老人，应坚持使用此类药物，但应及时发现可能引起的肝脏损害，注意监测转氨酶及肌酸激酶等生化指标。

（4）心理调适：老人的负性情绪往往来自对疾病的不合理认知，如冠心病是不治之症等，可通过对疾病本质和预后的讲解纠正其错误的理解和认识。也可以指导病人通过自我暗示改变消极心态，减轻精神负担。

（5）健康指导：健康指导应采取综合性措施，包括控制病情发展，恢复、维持和增强病人躯体功能及社交能力。

1）健康教育通过教育和咨询，使病人及家属了解心绞痛的发生机制、常见危险因素、治疗和康复的方法，改善他们在治疗、护理和康复中的配合程度。

2）生活指导生活方式干预可减少或消除危险因素，延缓病程进展，减少心绞痛发作。老年人心脏储备功能差，稍微增加心脏负荷的活动即可诱发心绞痛，防止诱因特别重要。日常生活中指导病人养成少食多餐的习惯，提倡清淡饮食，戒烟限酒，饮酒每日不超过 50g；根据老人的心功能状态合理安排活动；避免过度劳累；保持乐观、稳定的情绪；注意防寒保暖；及时控制各种合并症。

3）康复运动对稳定型心绞痛病人可在全面评估其病情的基础上，结合自身的运动习惯，有针对性地制订运动计划，实施要循序渐进。住院病人的运动康复和日常活动须在指导和监护下进行。通常活动过程从仰卧位到坐位、到站立、再到下地活动。如活动时没有出现不良反应，可循序渐进到病人能耐受的水平。如活动时出现不良反应，无论坐位和站位，都需终止运动，重新从低一个级别运动量开始。

4）中医康复中国传统中医药对心绞痛的康复有一定效果，如适合于老年人的气功强调"放松、人静、意守丹田"和"意到、气到、力到"等原则，可使神经系统的兴奋和抑制得以平衡，对心绞痛老人十分有益。在心绞痛康复早期应练静气功，病情稳定后可改练动气功。

4．护理评价

老人掌握了减轻疼痛的方法；能遵医嘱用药；活动耐力逐渐提高；无心肌梗死发生；能够有意识地调节不良情绪。

（二）老年急性心肌梗死

老年急性心肌梗死（elderly acute myocardial infarction，AMI）是在冠状动脉粥样硬化的基础上，冠状动脉内斑块破裂出血、血栓形成或冠状动脉严重持久地痉挛，发生冠状动脉急性阻塞，冠状动脉血供急剧减少或中断，相应心肌严重而持久地缺血，引起部分心肌缺血性坏死。老年急性心肌梗死的发生率明显高于中青年。随着我国人口老龄化和冠心病发病的年轻化，近年来的数据表明心肌梗死的发病率在逐年升高，已经成为威胁我国人民生命健康的主要疾病。年龄是影响急性心肌梗死预后的重要因素。

1．护理评估

（1）健康史。

1）外部因素：与年轻人不同，缺乏体育锻炼及社交活动是老年人 AMI 的主要危险因素。老年 AMI 发作的诱因少于中青年，常可在休息或睡眠过程中发生，也可由便秘、饱餐、情绪过分激动等引起。此外，发热和感染（大多为呼吸道感染）也是老年人，尤其是高龄老人的常见诱因。

2）内在因素：大部分老年 AMI 病人存在多支血管严重病变，90% 以上的病人均有严重的冠状动脉粥样硬化性狭窄，3/4 粥样斑块有破溃出血，继发血栓形成。此外，老年病人因神经体液调节障碍，导致代谢产物血栓素 A2 增多，可诱发冠状动脉强烈痉挛。

3）发病特点：老年 AMI 病人发病表现差异较大，1/3 的病人发病急骤，约 1/2 症状轻微，诱发因素不明显。流行病学调查发现，AMI 死亡病人中约 S0% 在发病后 1h 内于院外猝死，死因主要是致命性心律失常，因此应做好院前急救，防止延误病情。

（2）身体状况：半数以上病人在发病前日有乏力、胸痛不适，活动时心悸、气急、烦躁、心绞痛等前驱症状。

1）症状不典型：有典型临床症状的老年 AMI 病人不到 1/3，高龄老人更少。胸痛轻微，伴有糖尿病的高龄老人可无胸痛，有的老人表现为牙、肩、腹等部位的疼痛或出现胸闷、恶心、休克、意识障碍等。AMI 首发症状中，胸痛随增龄而减少，气促、意识障碍随增龄而增多。

2）并发症多：老年 AMI 病人各种并发症的发生率明显高于中青年，其中室壁瘤的发生率是中青年的 2 倍。一些严重并发症，如心律失常、全身性血栓等高发。70 岁以上的心肌梗死病人心脏破裂的发生率较中青年高 3 倍，水、电解质失衡发生率为 56.7%（中青年为 31.3%），院内感染发生率为 20.4%（中青年为 5.7%）。

3）全身症状：发热多发生于起病后 2 ～ 3 天，一般在 38℃左右，很少超过 39℃，持续一周左右。可伴有血沉增快、心动过速等，与坏死物质吸收有关。疼痛时常伴有频繁恶心、呕吐、上腹胀痛、食欲不振。消化道症状在下壁心肌梗死时较明显。

4）其他：老年 AMI 病程长，长期慢性缺血有助于侧支循环的建立，因此老年 AMI 病人非 Q 波性心肌梗死（NQMI）较多。且再梗死及梗死后心绞痛发生率高，易发生心肌梗死扩展。

（3）实验室和其他辅助检查。

1）心电图：是诊断 AMI 最有价值的检查方法，可判断心肌梗死的部位、范围和病程演变，估计心肌梗死的预后。除特征性、动态心电图的改变外，老年 AMI 病人的心电图可仅有 ST-T 改变，且无病理性 Q 波检出率较高。

2）血清心肌坏死标记物：老年 AMI 病人心肌梗死的特异性生物标记物为肌钙蛋白（cTn），cTn 的出现和升高表明心肌出现坏死。其他常用的酶学改变为心肌酶，其中肌酸激酶（CK）、天门冬酸氨基转移酶（AST）及乳酸脱氢酶（LDH）峰值延迟出现，CK 和 AST 峰值持续时间长，CK 峰值低。临床常用心肌梗死时心肌损伤标志物动态演变来判断病情。

3）其他：血常规、血沉检查可反映组织坏死和炎症反应情况。冠状动脉造影对判断病变部位、病变程度、侧支循环建立情况及治疗方案的选择具有重要价值。

（4）心理—社会状况：老年 AMI 因发病急骤和病情严重会造成病人及家属的恐惧和慌乱。病人可表现为语调低沉、不敢活动，担心死亡；家属常常紧张害怕、恐慌。

2. 护理诊断 / 问题

（1）急性疼痛：与心肌缺血、坏死有关。

（2）活动无耐力：与心排血量减少有关。

（3）恐惧：与病情危重有关。

（4）潜在并发症：心源性休克、心力衰竭、心律失常。

3. 护理措施

老年 AMI 的治疗护理目标是尽快恢复心肌的血液灌注（到达医院后 30 分钟内开始溶栓或 90 分钟内开始介入治疗）以挽救濒死的心肌，防止梗死扩大，保护和维持心脏功能，减少并发症的发生，使老人度过急性期。及早发现、及早住院，并加强住院前的就地处理。

（1）一般护理：急性期 12 小时卧床休息，若无并发症，24 小时内应鼓励病人在床上行肢体活动。保持环境安静，减少探视，缓解焦虑。最初几日间断或持续吸氧；在冠心病监护病房进行心电图、血压和呼吸的监测 5～7 日，除颤仪应随时处于备用状态，必要时监测血流动力学变化。老年 AMI 的饮食、给氧等一般护理与中青年相似，但对有严重并发症以及高龄、体弱者应适当延长卧床时间，下床活动需有人照顾。

（2）用药护理：老年人不同于中青年的特点。

1）溶栓治疗：排除年龄以外导致脑出血的危险因素，对有适应证的老年

AMI 病人应积极、谨慎地开展溶栓治疗。在此过程中，应密切观察有无头痛、意识改变及肢体活动障碍，注意血压及心率的变化，及时发现脑出血的征象。起病 3～6 小时最多在 12 小时内溶栓，效果最好。

2）急性介入治疗：老年 AMI 病人介入治疗的并发症相对较多，应密切观察有无再发心前区疼痛，心电图有无变化，及时判断有无新的缺血性事件发生。

3）常规药物治疗：①镇痛剂：吗啡或哌替啶，老年病人对吗啡的耐受性降低，使用时应密切观察有无呼吸抑制、低血压等不良反应。对伴有阻塞性肺气肿等肺部疾病病人忌用。②抗凝制剂：阿司匹林能降低 AMI 的死亡率，大于 70 岁的老年人受益更大，已成为老年 AMI 的标准治疗。但老年人在使用过程中要注意观察胃肠道反应及有无出血。③β 受体拮抗剂：发病 24 小时内尽早应用可降低老年 AMI 的死亡率，可选用对心脏有选择性的比索洛尔或美托洛尔，从小剂量开始口服逐渐增量，以静息状态下心率控制在 60 次／分为宜。④ ACEI：可有头晕、乏力、肾功能损害等副作用，故老年 AMI 病人应使用短作用制剂，从小剂量开始，几天内逐渐加至耐受剂量，且用药过程中要严密监测血压、血清钾浓度和肾功能。⑤钙拮抗剂和洋地黄制剂一般不作为心肌梗死的一线用药。

4）并发症治疗：①心律失常：老年 AMI 窦性心动过缓发生率高于中青年，而老年人多患有前列腺增生或青光眼，用阿托品治疗时易发生尿潴留和青光眼急性发作；用异丙肾上腺素治疗可导致室性心律失常甚至扩大梗死面积，故应慎重并密切观察。②心力衰竭：利尿药对 AMI 伴中度心力衰竭有较好疗效，但老年人过度利尿可引起头晕、心慌等不良反应，故应尽量口服给药。老年人易发生洋地黄中毒，故在选用快速制剂和控制剂量的基础上，还应动态监测肾功能和电解质。老年病人对多巴胺易产生依赖性，不宜长期使用。③心源性休克：有适应证者应立即溶栓或介入治疗，可明显降低死亡率。

（3）心理调适：老年病人入住监护室时要及时给予心理安慰，告知病人医护人员会随时监测其病情变化并及时治疗处理。医护人员工作应紧张有序，避免因忙乱带给老人及其家属的不信任和不安全感。

（4）健康指导：老年 AMIi 健康指导的大部分内容与老年心绞痛相同，不同点主要体现在健康教育和康复运动两个方面。

1）健康教育因为心肌梗死是心脏性猝死的高危因素，应教会老年 AMI 照顾者心肺复苏的技术，以便紧急情况下在家庭实施抢救。

2）康复运动美国学者 Wenger 提出心肌梗死后急性期的康复模式可适用于老年 AMI 病人。Wenger 将心脏康复分为 4 个阶段：第一阶段为急性期，即病人从入院至出院阶段；第二阶段为恢复期，即病人在家延续第一阶段的训练直至心肌梗死瘢痕成熟；第三阶段为训练期，即心肌梗死愈合后的安全有氧训练阶段；第四阶段为维持期，即终生有规律的运动。从第二阶段正规康复训练开始，运动处方要求基本同心绞痛。关键是第一阶段要按照七步康复程序安排运动（表5-8）。

表 5-8　急性心肌梗死住院阶段七步康复程序

步骤	康复运动	自理活动	健康教育
第一步	床上做四肢关节的主动、被动运动，非睡眠时间每小时 1 次	部分活动自理。自己进食，垂腿于床边，使用床边便盆。每日坐椅子 1 ～ 2 次，每次 15 分钟	介绍病房环境、个人急救和社会支援
第二步	坐于床边做四肢关节的主动运动	床上活动完全自理。每日坐椅子 2 ～ 3 次，每次 15 ～ 30 分钟	帮助戒烟，介绍康复程序，需要时给予教育材料
第三步	做 2MET 的伸展运动；慢速行走 5m 并返回	在病房里走动；随时坐椅子；坐轮椅在病房邻近区域活动	介绍心脏解剖和功能，讲解动脉硬化、心肌梗死的发病机制
第四步	做 2.5MET 的体操；中速行走 23m 并返回	监护下在病房邻近区域走动	介绍心肌梗死的危险因素及其控制方法，教会自测脉搏
第五步	做 3MET 的体操；走 92m，每天 2 次；试着下几级台阶	随时在病房、走廊走动；走到距病房较远的区域	介绍健康饮食和节省体力的方法
第六步	继续以上活动；走 153m，每天 2 次；下楼（乘电梯返回）；介绍家庭运动	监护下温水淋浴	介绍医护方法：药物、手术、运动、家庭及社区调节
第七步	继续以上活动；上楼；继续介绍家庭运动	继续以前所有活动	出院计划：提供教育资料和药物卡；指导院外药物使用、活动、饮食、娱乐、随诊

注：MET，代谢当量（metabolic equivalent），常用于评价有氧训练的强度和热量消耗，1MET 被定义为每千克体重每分钟消耗 3.5ml 氧气，相当于一个人在安静状态下坐着，没有任何活动时，每分钟氧气消耗量。

4．护理评价

老人掌握了减轻心脏负担的技巧，疼痛有所减轻或消失；活动耐力逐渐提高；能遵医嘱科学合理用药；负性情绪有所改善。

第八节　内分泌系统和代谢性常见疾病与护理

一、老年痛风及其护理

痛风（gout）是指嘌呤核苷酸代谢异常引起的高尿酸血症，即尿酸盐或尿酸结晶从超饱和的细胞外液沉积于组织或器官所引起的一组临床综合征。痛风主要表现为急性痛风性关节炎、痛风石形成、高尿酸血症肾病及尿路结石，多见于肥胖的中老年男性和绝经期后妇女。

（一）护理评估

1．健康史

原发性痛风由遗传因素和环境因素共同致病，绝大多数为尿酸排泄障碍，具有一定的家族易感性。继发性痛风主要因肾脏疾病、药物、肿瘤化疗或放疗等所致。

2．身体状况

老年人高尿酸血症大部分可无临床症状，仅有波动性或持续性高尿酸血症，但随年龄增长痛风的患病率增加，老年痛风具有如下特点。

（1）起病缓慢：多以亚急性或慢性多关节炎的关节不适发病。

（2）症状不典型：老年病人发病部位不一定都是足部关节，较多累及手的小关节，主要多见于老年女性。

（3）老年病人骨关节炎和痛风时常共存。

（4）老年女性病人的发病率明显增高：主要与老年女性体内雌激素水平下降有关。

（5）肾功能受损较常见：较早期即可出现痛风石肾脏沉积。

3．心理—社会状况

老年病人常表现出情绪低落、忧虑。严格控制饮食常会使病人感到失去生活乐趣而产生悲观情绪。

4．辅助检查

血尿酸、尿酸测定，痛风石活检，X线检查等。

（二）护理诊断／问题

（1）关节疼痛：与尿酸盐结晶沉积在关节引起炎症反应有关。

（2）躯体活动障碍：与关节受累、关节畸形有关。

（3）焦虑：与长期治疗、病情反复及出现并发症有关。

（4）知识缺乏：缺乏与高尿酸血症和痛风有关的饮食知识。

（三）护理目标

（1）老年病人能正确使用药物或非药物的方法减轻或解除疼痛，舒适感增加。

（2）老年病人活动量逐渐增加，活动时无不适感，能独立或在他人辅助下完成日常生活。

（3）老年病人能够正确对待自己的健康状况，有效缓解焦虑。

（4）老年病人有效获取痛风相关知识，治疗依从性增强。

（四）护理措施

1．一般护理

急性关节炎期，应卧床休息，在病床上安放支架支托盖被，抬高患肢，避免受累关节负重，待关节肿痛缓解72h后，方可下床活动。手、腕或肘关节受累时，可用夹板固定制动，也可给予冰敷或25%硫酸镁湿敷受累关节，减轻关节肿痛。

2．饮食护理

每天进食总热量应限制在1200～1500kcal，蛋白质控制在1g/（kg·d）。避免进食动物内脏等高嘌呤食物。饮食宜清淡、易消化，忌辛辣和刺激性食物，严禁饮酒。

3．病情观察

观察疼痛的部位、性质、间隔时间，有无午夜剧痛而醒；受累关节有无红肿和功能障碍；有无痛风石的体征，了解结石的部位及有无症状；观察病人的体温变化，有无发热等。

4．心理护理

应给予老年病人精神上的安慰和鼓励，缓解其焦虑、悲观情绪。

5．用药护理

指导老年病人正确用药，观察药物疗效，及时处理不良反应。

6．健康教育

告知病人和家属保持良好心态，生活规律，肥胖者减轻体重，避免进食高蛋白和高嘌呤的食物，禁饮酒，每天饮水 2 000 ml 以上，配合积极有效治疗，可正常生活和工作。

（五）护理评价

（1）老年病人能否使用药物或非药物的方法减轻或解除疼痛，舒适感增加。

（2）老年病人活动量能否逐渐增加，活动时无不适感，能否独立或在他人辅助下完成日常生活。

（3）老年病人能否正确对待自己的健康状况，有效缓解焦虑。

（4）老年病人能否有效获取痛风相关知识，治疗依从性增强。

二、老年糖尿病及其护理

糖尿病（diabetes mellitus，DM）是一组由多病因引起以慢性高血糖为特征的代谢性疾病，是由于胰岛素分泌和 / 或利用缺陷所引起。长期碳水化合物以及脂肪、蛋白质代谢紊乱可引起多系统损害，导致眼、肾、神经、心脏、血管等组织器官慢性进行性病变、功能减退或衰竭。年龄 ≥ 60 岁（WHO 界定 ≥ 65 岁）的糖尿病患者被定义为老年糖尿病患者。根据 2023 年 4 月 6 日发布的第十版《全球糖尿病概览》数据，全球约有 5.37 亿糖尿病患者。其中，我国糖尿病患者人数达到了 1.41 亿，是全球糖尿病患者人数最多的国家。老年糖尿病的高发病率严重影响生活质量和寿命，并发症是致残致死的主要原因。

（一）护理评估

1．健康史

老年糖尿病的发病与遗传、免疫、生活方式和生理性老化有关。

（1）生活方式：老年人因基础代谢率低，葡萄糖代谢及在周围组织的利用能力都明显下降，故进食过多和运动不足容易发胖，肥胖使细胞膜上的胰岛素受体减少，加重胰岛素抵抗。

（2）生理老化：国内外研究显示，空腹和餐后血糖均随增龄而有不同程度升高，平均每增 10 岁，空腹血糖上升 0.05 ～ 0.11mmol/L，餐后 2h 血糖上升 1.67 ～ 2.78mmol/L。另外，衰老所致体内胰岛素作用活性下降，也是导致老年人血糖升高的因素。

2．身体状况

老年人糖尿病的临床特点表现为以下几方面。

（1）起病隐匿且症状不典型：多数老年糖尿病患者的临床症状不典型，无明显的"三多一少"症状（即烦渴多饮、多尿、多食及体重减轻），老年糖尿病病人并发症和 / 或伴发病较多，多数以并发症或伴发病，或在治疗其他疾病为首发表现。由于糖尿病和多种恶性肿瘤相关，尤其是 68% 的胰腺癌病人存在血糖升高，建议对初诊的老年糖尿病病人进行肿瘤筛查。

（2）并发症和伴发病：常并发各种感染，此外，急性并发症易发生糖尿病非酮症高渗性昏迷和乳酸性酸中毒，其中乳酸性酸中毒常见于严重缺氧和肾功能不全的病人。慢性并发症包括微血管病变，动脉粥样硬化性血管疾病（ASCVD）及神经系统并发症。易并存各种慢性非感染性疾病，如心脑血管病、缺血性肾病、白内障等；79% 的老年 2 型糖尿病病人合并高血压和 / 或血脂异常。

（3）易发生低血糖：年龄、依从性差、糖调节能力减弱、合并多种疾病、多重用药、合并自主神经病变等均是发生低血糖的危险因素。反复发生低血糖会与认知功能下降甚至痴呆是双向的。老年糖尿病病人对低血糖的反应阈值下降，易发生无意识低血糖、夜间低血糖和严重低血糖甚至死亡。

3．实验室检查

（1）尿糖监测：是诊断糖尿病的重要线索，只是提示血糖值超过肾糖阈，因而尿糖阴性不能排除糖尿病的可能。

（2）血糖测定和口服葡萄糖耐量试验（oral glucose tolerance test，OGTT）：血糖升高是诊断糖尿病的主要依据和判断病情的主要指标。当血糖高于正常范围未达到糖尿病诊断标准时，须进行 OGTT。

（3）胰岛素和 C 肽释放试验：胰岛素测定受血清中胰岛素抗体和外源性胰岛素干扰，C 肽测定不受影响。老年人多存在胰岛素功能低下和胰岛素抵抗。

（4）糖化血红蛋白（HbA1c）：可反映病人近 8 ～ 12 周平均血糖水平，作为评估长期血糖控制状况的金标准。

4．心理—社会状况

在诊断初期，精神高度紧张；在治疗阶段，会因为症状较轻而对诊断持怀疑态度，拒绝配合治疗和护理；随着各种严重并发症的出现，有些老年人会自暴自弃，甚至悲观厌世。老年糖尿病病人抑郁症的发生率明显增加，应每年进行一次筛查。另外，老年糖尿病病人的注意力、对新知识接受能力均较同年龄组非糖尿病者差，因此需要家属耐心、细致地予以帮助和支持。

5．诊断要点

根据世界卫生组织（1999 年）糖尿病诊断标准（表 5-9），无糖尿病典型症状者，需改日复查确认。

表 5-9　老年糖尿病诊断标准

诊断标准	静脉血浆葡萄糖或糖化血红蛋白水平
有典型糖尿病症状（烦渴多饮、多尿、多食、不明原因体重下降）加上	
随机血糖	≥ 11.1mmol/L
或加上空腹血糖	≥ 7.0mmol/L
或加上葡萄糖负荷后 2 h 血糖	≥ 11.1mmol/L
或加上糖化血红蛋白	≥ 6.5%
无糖尿病典型症状者，需改日复查确认	

6．治疗要点

生活方式干预是老年糖尿病的基础治疗，包括营养和运动治疗，保证营养均衡和合适的运动方式；单纯的生活方式治疗不能使血糖达标时，应结合降糖药物治疗；结合老年人特点应选择安全、简便降糖方案，需要胰岛素治疗的老年人注意低血糖的发生。

（二）护理诊断／问题

（1）营养失调，低于或高于机体需要量：与胰岛素抵抗或作用缺陷有关。

（2）有感染的危险：与血糖高、脂代谢紊乱、循环障碍及营养不良等因素有关。

（3）潜在并发症：糖尿病足、大血管或微血管病变；低血糖；酮症酸中毒、高渗性昏迷、乳酸性酸中毒。

（三）护理目标

（1）病人能保持足够的营养物质摄入，身体营养状况有所改善。

（2）未发生感染或发生得到及时处理。

（3）有效预防低血糖、高血糖危象以及跌倒等急性事件。

（4）学会足部护理，预防糖尿病足的发生或发生得到了及时处理。

（5）体重控制平稳，代谢指标维持理想水平，预防及控制并发症的发生和发展。

（四）护理措施

1. 饮食和运动

饮食是治疗基本方法，为预防低血糖的发生，老年人的饮食可选择一日五餐或六餐分配。老年糖尿病病人肌肉含量较低，适当的增加蛋白质摄入，合理膳食、均衡营养，预防老年人营养不良；健康的老年人需摄入蛋白质 $1.0 \sim 1.3g/（kg \cdot d）$，合并急慢性疾病的老年病人需摄入蛋白质 $1.2 \sim L5g/（kg \cdot d）$，合并肌少症或严重营养不良的老年人至少摄入蛋白质 $1.5g/（kg \cdot d）$。可选择动物蛋白和优质的植物蛋白。运动应个体化，循序渐进、量力而行、持之以恒是关键，老年糖尿病病人以低、中强度的有氧运动为主，如快走、慢跑、韵律健身操、骑自行车、游泳等。可通过主观疲劳感来评价。运动最佳时间是餐后 1 h，每餐后运动 20 min，每周 5 ～ 7 d，最好每天运动。同时，注意关节适度活动，预防跌倒、骨折，在运动前后应常规对鞋袜及足部进行检查。

2. 用药护理

（1）双胍类：二甲双胍作为 2 型糖尿病病人的一线用药，极少发生低血糖风险，是老年糖尿病病人是首选用药。用药过程中注意观察有无胃肠道反应，尤其是腹泻的发生率可达 30%。双胍类药物禁用于肝肾功能不全、心力衰竭、缺氧或接受大手术的病人，以避免乳酸性酸中毒的发生。影像学检查使用碘化造影剂时，应暂时停用二甲双胍。

（2）α- 葡萄糖苷酶抑制剂（AGI）：通过抑制碳水化合物在小肠部的吸收而降低餐后血糖。包括阿卡波糖、伏格列波糖和米格列醇，尤其适用于以糖类食物为主要能量来源的中国老年糖尿病病人，主要降低餐后血糖，单独使用不会产生低血糖。胃肠道反应为主要不良反应，如腹胀、排气，伴有肠道感染者不宜用。

（3）胰岛素促泌剂：磺脲类药物属于胰岛素促泌剂，主要是刺激胰岛 β 细胞分泌胰岛素。格列本脲在减少心血管反应方面有优势，但低血糖的风险最大，不宜用于老年病人；格列喹酮 95% 由胆汁经粪便排泄，仅 5% 从肾脏排泄，故较适于老年病人，尤其是合并轻度肾功能不全者；缓释（格列齐特）和控释（格列吡嗪）剂型则对糖尿病并发症有一定的防治作用，且作用温和，较适用于老年人。第三代药物格列美脲低血糖事件发生率相对较低，对心血管系统影响小。所有磺脲类药物都能引起低血糖，对于老年糖尿病病人建议使用短效制剂。格列奈类为非磺脲类短效胰岛素促泌剂，主要降低餐后血糖，起效快、半衰期较短，需餐前即刻服用。格列奈类药物低血糖的风险较低，受肾功能影响小，用于慢性肾功能不全及糖尿病终末期肾病病人，且无需减量。胰岛素促泌剂除了增加低血糖风险，还可以导致体重增加。

（4）噻唑烷二酮类：包括罗格列酮和吡格列酮，可增加胰岛素敏感性，延缓糖尿病进程和较长时间稳定血糖，单独使用时无发生低血糖的危险。注意对合并心力衰竭、活动性肝病、严重骨质疏松的老年人不宜使用。除老年早期或有特殊需求者外，一般不推荐在老年糖尿病病人中使用。

（5）二肽基肽酶IV抑制剂：二肽基肽酶IV（dipeptidyl peptidase IV，DPP-4）抑制剂通过延长内源性胰高糖素样肽 -1（glucagon-like protein 1.GLP-1）的作用改善糖代谢，主要降低餐后血糖，单独应用不增加低血糖风险，对体重影响小，老年病人有较多获益。

（6）钠 - 葡萄糖共转运蛋白 2（SGLT-2）抑制剂：通过抑制近端肾小管管腔侧细胞膜上的 SGLT-2 的作用抑制葡萄糖重吸收，降低肾糖阈、促进尿葡萄糖排泄，除了可以降低血糖，还具有降低体重和血压的作用。由于降糖机制不依赖胰岛素，单独使用不增加低血糖风险。研究中显示，恩格列净和卡格列净可降低 2 型糖尿病病人的心血管不良事件和心力衰竭住院风险，改善病人的肾脏结局，老年亚组与总人群相似。达格列净降低 2 型糖尿病病人的心力衰竭住院风险，老年亚组结果显示，对心肾脏复合结局有所改善。中度肾功能不全的病人可以减量使用，重度肾功能不全病人不建议使用。SGLT-2 抑制剂常见的不良反应为泌尿生殖系统感染、血容量减少等，强调每日至少饮水 2～2.5L，预防尿路感染。

（7）胰岛素：对于 2 种以上口服降糖药联合应用，但血糖、糖化血红蛋白仍未达标的老年糖尿病病人应主张积极、尽早应用胰岛素，推荐白天口服降糖药，睡前注射胰岛素。由于老年人自己配制混合胰岛素容易出错，适合选择单一剂型。考虑到老年人易发生低血糖，加用胰岛素时，务必对病人进行胰岛素注射方法和低血糖预防和治疗的宣教，应从小剂量开始逐步增加并做好血糖监测。血糖控制不可过分严格，空腹血糖宜控制在 9mmol/L 以下，餐后 2h 血糖在 12.2mmol/L 以下即可。

3．心理调适

对疾病早期精神紧张的老年病人可鼓励多参加户外活动，以转移其对疾病的高度关注；对拒绝治疗者可通过真诚交流了解其顾虑，逐步引导老年人正确认知疾病，通过家属互动、病人间交流及案例分析等方式提高治疗依从性；对焦虑、抑郁者，应及时给予心理治疗，帮助病人及早恢复自信。

4．健康指导

（1）健康教育：结合老年糖尿病病人的特点进行个体化健康教育，讲解糖尿病的相关知识，采用多样化的教育方式，如语言教育（座谈会和专题讲座等）、非语言教育（文字教育、形象教育、家庭示范教育和同伴教育等），帮助老人掌握相关知识。尤其关注低血糖、骨质疏松、衰弱和心理健康等。

（2）日常生活指导：糖尿病作为一种慢性病，健康教育如合理饮食、安全有效的运动、血糖监测、胰岛素注射技术、足部护理、心理调适及低血糖的防治方法等应贯穿老年糖尿病治疗的全程。定期复诊随访，对老年糖尿病进行规范管理，提高自我管理能力，有效控制和延缓疾病进程。

（3）用药指导：向老年病人及家属讲解降糖药的种类、剂量、时间、方法和注意事项。尤其使用胰岛素者，应配合各种教学辅助工具，教会老年人及家属正确的注射方法。

（4）康复指导：感觉功能的康复可通过经皮神经点刺激疗法、电刺激疗法、磁疗、红外线治疗等物理方法缓解疼痛和促进保护性感觉的恢复。运动功能康复包括平衡训练和耐力训练，平衡训练通过刺激足底触觉感和本体感觉达到改善平衡障碍的目的，中等强度的耐力训练可改善周围神经病变。综合运动训练包括热身训练、有氧运动、抗阻运动、平衡训练、伸展训练等，是一种简便有效的居家运动康复方案，能改善或延缓老年病人的衰弱状态，通过提高上下肢肌力和平衡能力，提高其躯体功能水平。

（五）护理评价

（1）能按照要求摄入均衡的营养。

（2）老年人掌握饮食及运动控制血糖的方法，良好的用药依从性，血糖控制理想。

（3）心理状态良好，无焦虑抑郁发生。

（4）有效预防急、慢性并发症的发生和发展，或及时发现并发症，得到有效处理。

第九节　泌尿和生殖系统常见疾病与护理

一、尿路感染及其护理

尿路感染（urinary tract infection，UTI）是指由细菌（少数可由真菌、原虫、病毒）直接侵袭尿路（包括肾脏、输尿管、膀胱和尿道）所引起的感染。尿路感染分为上尿路感染（指肾盂肾炎）和下尿路感染（指尿道炎和膀胱炎）。尿路感染是老年人因感染性疾病入院的第二位原因，与老化、基础疾病、长期卧床、留置导尿管等因素有关。

（一）护理评估

1．健康史

询问有无糖尿病、心力衰竭等基础疾病；有无尿路结石或排尿不畅、前列腺增生等易感因素；有无留置导尿管等操作；了解其卫生、生活习惯及既往健康状况。

2．身体状况

（1）症状不典型：老年人可无发热，膀胱刺激征不典型，可仅表现为乏力、下腹不适、腰骶酸痛、夜尿增多、尿失禁等症状。

（2）病情较重：部分老年病人可出现菌血症、败血症或感染性休克。

（3）容易反复发作：老年人尿路感染复发率及再感染率较高。长期反复进行性发展，容易引起高血压、慢性肾损害。

（4）尿常规检查不典型：部分老年病人尿常规检查无白细胞增多。

3．心理—社会状况

老年人可因复发和再感染，加上服药及药物的副作用，而产生紧张、焦虑，甚至自卑情绪。

4．辅助检查

尿常规检查、尿细菌学检查、血常规、影像学检查等。

（二）护理诊断／问题

（1）舒适改变：与炎症引起的尿路刺激有关。

（2）焦虑：与病情反复发作有关。

（3）知识缺乏：缺乏尿路感染防治知识。

（三）护理目标

（1）老年病人排尿型态恢复正常。

（2）老年病人情绪稳定，能配合治疗和护理。

（3）老年病人能说出尿路感染的相关知识。

（四）护理措施

1．一般护理

鼓励多饮水。宜进食营养丰富、易消化、无刺激的半流质食物，供给足够的热能和维生素。

2．对症护理

肾区明显疼痛的老年病人进行局部按摩与热敷，尽量不要站立或坐直，减少对肾包膜的牵拉力，减轻疼痛。体温明显升高的老年病人可物理或药物降温，观察体温变化和病情改变。

3．用药护理

选用肾损害小、半衰期短的抗生素，避免使用庆大霉素。唯诺酮类药物可引起轻度消化道反应、皮肤瘙痒，宜饭后服用。治疗期间和停药后复查尿常规和尿细菌学检查。

4．心理护理

给予心理支持与安慰，指导放松技巧，疏导心理压力。

5．健康教育

（1）疾病相关知识：告知老年病人避免憋尿，多饮水、勤排尿是最简便而有效的预防尿路感染的措施。

（2）生活指导：加强卫生教育，注意个人清洁卫生，尤其应保持会阴部和肛周皮肤的清洁。

（五）护理评价

（1）老年病人排尿型态是否恢复正常。

（2）老年病人情绪是否稳定，能否配合治疗和护理。

（3）老年病人是否能说出尿路感染的相关知识。

二、老年性阴道炎及其护理

老年性阴道炎（senile vaginitis）又称老年性萎缩性阴道炎，是因卵巢功能衰退，雌激素水平降低，阴道内环境抵抗力下降，导致病菌入侵繁殖引起的炎症。患病妇女出现外阴瘙痒和灼热感、阴道分泌物增加等不适，不同程度地影响了老年妇女的健康，因此应采取措施积极治疗和预防。

（一）护理评估

1．健康史

老年妇女卵巢功能衰退，雌激素水平降低，阴道黏膜失去雌激素的支持作用而逐渐萎缩、变薄，皱纹消失，弹性减退，上皮细胞内糖原含量减少，乳酸形成亦随之降低，阴道内的酸性环境遭到破坏，局部抵抗力降低，致病菌易繁殖、入侵而引起炎症。

2．身体状况

（1）临床症状：阴道分泌物增多及外阴瘙痒、灼热感。阴道分泌物稀薄、呈淡黄色，严重者呈脓血性白带。可伴有性交痛或肛门憋坠感，甚至出现尿频、尿急、尿痛等泌尿系统症状。

（2）体征：妇科检查可见阴道黏膜呈老年萎缩性改变，上皮萎缩变薄，皱襞消失，黏膜充血，有散在小出血点或点状出血斑。有时可见浅表溃疡，溃疡面可与对侧粘连，严重时造成狭窄甚至闭锁，炎症分泌物引流不畅形成阴道积脓或管腔积脓。白带为黄色水样、脓性，如有出血可为脓血性。

（3）实验室和其他辅助检查。

1）阴道分泌物涂片检查：是诊断老年性阴道炎最直观且简单易行的检查方法。老年性阴道炎病人的涂片中可见大量白细胞及少量基底层细胞，背景杂乱，无滴虫及假丝酵母菌。

2）阴道细胞学检查：对阴道有血性分泌物或少量不规则出血者，取阴道分泌物或宫颈刮片排除宫颈或子宫的恶性肿瘤，必要时行病理检查。

3）阴道细菌培养：结合药物敏感试验，有利于针对致病菌选用最敏感的抗生素治疗。

4）B超检查：可排除输卵管及卵巢恶性肿瘤。

3．心理—社会状况

患老年性阴道炎的老年人因病症具有隐私性而不愿谈及病情，或贻误诊断和治疗。评估老年人有无因疾病所引起的羞耻感和抑郁情绪，有无因对病情及预后不了解而产生的焦躁反应。老年人的家庭成员能否支持配合医护方案的实施，应对老年阴道炎病人给予特别的关注。

4．诊断要点

老年女性病人阴道分泌物增多及外阴瘙痒、灼热感。阴道分泌物稀薄、呈淡黄色，严重者呈脓血性白带。可伴有性交痛或肛门憋坠感，甚至出现尿频、尿急、尿痛等泌尿系统症状。阴道分泌物的涂片检查可见大量白细胞及少量基底层细胞，背景杂乱，无滴虫及假丝酵母菌，可诊断为老年性阴道炎。

5．治疗要点

局部外用雌激素软膏，常用雌三醇乳膏，也可选择中成药，如保妇康栓；如果合并尿道炎要考虑全身用药。补充雌激素，有口服或外用制剂，如急性炎症期可配合使用康妇凝胶或者保妇康栓等外用制剂，不建议反复冲洗。多数绝经后女性表现为肝肾阴亏、阴虚火旺，可根据病人不同体质，配合内服药物，进行内在体质调理，提高疗效。

（二）护理诊断／问题

（1）舒适的改变：瘙痒与阴道内致病菌感染有关。
（2）睡眠型态紊乱：与阴部瘙痒有关。
（3）知识缺乏：缺乏特定的老年性阴道炎相关知识。
（4）潜在并发症：阴道溃疡、粘连、闭锁等。

（三）护理目标

（1）老年人保持身体舒适，无瘙痒。
（2）老年人保证足够的睡眠。
（3）老年人能够了解老年性阴道炎相关知识
（4）老年人未发生阴道溃疡、粘连、闭锁等并发症。

（四）护理措施

1．一般护理

注意个人卫生，保持外阴清洁、干燥，尽量避免搔抓外阴部致皮肤破溃，告知病人取分泌物前 24～48 h 避免性交、阴道灌洗或局部用药。分泌物取出后应及时送检。

2．用药护理

老年性阴道炎病人常需阴道内局部用药，护士应做好正确的用药指导。告知病人每晚睡觉前洗净双手，用1%乳酸或0.5%醋酸溶液冲洗外阴或坐浴，然后将雌激素置于阴道深部以保证疗效。自己用药有困难者，指导其家属协助用药或由医护人员帮助使用。甲硝唑口服后偶见胃肠道反应，如食欲减退、恶心、呕吐。此外，偶见头痛、皮疹、白细胞减少等，一旦出现上述情况应及时告知医师。

3．心理护理

老年性阴道炎是老年女性常见病，但有部分病人由于缺乏医学知识，不愿就诊，贻误了诊断和治疗时机。应告知病人发生阴道炎是由于体内雌激素水平降低造成的，不必害羞或惊慌，应及时就诊。在医师指导下正确用药和治疗，并减轻病人焦虑抑郁心理。鼓励病人表达自己的不适，耐心倾听病人的主诉，并给予安慰和支持。

4．健康指导

（1）个人卫生指导：①保持会阴部清洁与卫生，每天1～2次用温水清洗外阴。②指导病人养成多饮水的习惯，起到冲洗尿路、减少细菌繁殖的作用；每日饮水量按照上午、下午、晚上的时间段合理安排。③大便后应自前向后擦拭清洁，以免粪便污染阴道口。④采用淋浴，禁用盆浴。有炎症时，可用1：5 000的高锰酸钾溶液温水坐浴。坐浴时间以15～20 min为宜。坐浴过程中若出现眩晕、心悸、乏力等症状应随时中止，坐浴完成应慢慢站立，防止头晕跌倒。⑤嘱病人着宽松易透气的棉质内裤，勤换内裤，内裤应煮沸消毒5～10 min以消灭病原体，避免交叉和重复感染。治疗期间禁止性生活。

（2）外阴瘙痒的处理：①指导病人掌握治疗方法，如在医生指导下正确补充雌激素，改善因卵巢功能减退而产生的症状。②告知病人洗浴水不宜过热，不宜用碱性香皂，以免将体脂去掉后皮肤更加干燥，而使致病菌更容易侵入。③叮嘱病人将指甲剪短，不要因过度搔抓而造成外阴破溃，引起继发感染。

（3）用药指导：告知各种剂型阴道用药的使用方法，局部用药前注意洗净双手及会阴，以减少感染。强调酸性药液冲洗阴道后再放药的原则。

（4）就诊指导：有条件者每年体检1次，做到早发现、早治疗。

（五）护理评价

（1）老年人保持身体舒适，无瘙痒。

（2）老年人能保证足够的睡眠。

（3）老年人了解老年性阴道炎相关知识。

（4）老年人未发生阴道溃疡、粘连、闭锁等并发症。

三、老年良性前列腺增生及其护理

良性前列腺增生（benign prostatic hyperplasia，BPH）是男性老年人常见疾病之一，其导致的排尿困难等下尿路症状及相关并发症严重影响老年男性的生活质量。BPH 的发病率随着老年男性年龄的增长而增加，60 岁时发病率超过 50%，80 岁以上可达 95.5%。

前列腺增生症的自然病史可分为两个时期，即病理期和临床期。前者又分为镜下和肉眼可见的 BPH，几乎所有男性均有出现镜下 BPH 的可能，其中约 1/2 将发展为肉眼可见的 BPH。在肉眼可见的 BPH 中，约 1/2 成为临床期BPH。BPH 的发生、发展与人均寿命延长及动物蛋白摄入量有关。

（一）护理评估

1．健康史

前列腺增生的发病机制研究较多，但病因至今尚未阐明，目前已知必须具备"有功能的睾丸"和"年龄增长"两个条件。性激素、前列腺间质—上皮细胞的相互作用、生长因子、炎症细胞及因子均参与 BPH 的发病。

2．身体状况

（1）临床症状：一般在 50 岁以后出现症状。随着下尿路梗阻加重，症状逐渐明显。由于病程进展缓慢，病人常不能回忆起病的确切时间。BPH 临床上主要有如下症状：

1）尿频：尿频是 BPH 最常见的早期症状，夜尿更为明显。早期是因增生的前列腺充血刺激引起，随着梗阻加重，残余尿量增多，膀胱有效容量减少，尿频更加明显，可出现急迫性尿失禁等症状。当夜尿次数在 3 次以上时，表示膀胱出口梗阻已达到一定程度。

2）排尿困难：进行性排尿困难是前列腺增生最主要的症状，但发展缓慢。轻度梗阻时排尿迟缓、断续、尿后滴沥。严重梗阻时排尿费力、射程缩短、尿线细而无力，终成滴沥状。严重者需用力并增加腹压以帮助排尿，常有排尿不尽感。

3）尿失禁、尿潴留：当梗阻加重到一定程度时，膀胱逼尿肌受损，收缩力减弱，残余尿量逐渐增加，继而发生慢性尿潴留。膀胱过度充盈时，使少量尿液从尿道口溢出，称充盈性尿失禁。在前列腺增生的任何阶段，可因气候变化、劳累、饮酒、便秘、久坐等因素，使前列腺突然充血、水肿导致急性尿潴留。

4）并发症表现：长期梗阻可引起严重肾积水、肾功能损害；长期排尿困难导致腹压增高，还可引起腹股沟疝、内痔或直肠脱垂等。

（2）体征：直肠指诊可触及增大的前列腺，表面光滑、质韧、有弹性，中间沟消失或隆起。

（3）实验室和其他辅助检查：以下尿路症状（lower urinary tract symptoms，LUTS）为主诉就诊的 50 岁以上男性病人，首先应该考虑 BPH 的可能。为明确诊断，需进行初始的临床评估。

1）尿常规：了解是否合并泌尿系统感染。

2）肾功能检测：了解肾功能状态、膀胱残余尿量和肾积水。

3）B 超：了解前列腺大小、形态、突入膀胱内情况及膀胱内病变。

4）尿流动力学检查：尿流率测定可初步判断梗阻的程度：最大尿流率<15mL/s，提示排尿不畅；<10mL/s 提示梗阻严重。评估最大尿流率时，尿量必须超过 150mL 才有诊断意义。应用尿动力测定压力—流率等可鉴别神经源性膀胱功能障碍，逼尿肌和尿道括约肌功能失调以及不稳定膀胱逼尿肌引起的排尿困难。

（5）膀胱镜检查：可判断尿道内的狭窄或者堵塞情况。

（6）前列腺特异抗原：是检测前列腺癌最具有临床价值的肿瘤标志物。

（7）肾脏造影检查：主要用于肾脏疾病的诊断，对良性前列腺增生也具有一定的诊断价值。

3．心理—社会状况

评估老年人有无因疾病所引起的恐惧、抑郁，有无因对病情及预后不了解而产生焦虑反应。老年人的家庭成员能否支持配合医护方案的实施。前列腺增生是一种进行性加重的疾病，应对病人给予特别的关注。准备手术的老年人，应重视对其进行术前、术后的心理评估。

4．诊断要点

男性 50 岁以后出现尿频、尿急、排尿困难、尿失禁、尿潴留等症状，随着下尿路梗阻加重，症状逐渐明显。严重者可造成肾积水、肾功能损害等，通过 B 超和膀胱镜检查可以确诊良性前列腺增生疾病。

5．治疗要点

针对 BPH 病人，治疗主要目的是减轻症状，阻止 BPH 的发展，改善生活质量。主要措施有药物治疗和手术治疗等。药物治疗有口受体拮抗药（多沙唑嗪、特拉唑嗪、坦索罗辛等）、5α–还原酶抑制剂（非那雄胺、度他雄胺等）、M 受体拮抗剂、植物制剂、中药等。目前经典的外科手术方法有经尿道前列腺切除术（transurethral resection of the prostate，TURP）、经尿道前列腺切开术（transurethral incision of the prostate，TUIP）以及开放性前列腺切除术。目前 TURP 仍是治疗前列腺增生的首选手术方式。

（二）护理诊断／问题

（1）排尿障碍：与前列腺增生引起尿路梗阻有关。
（2）睡眠型态紊乱：与尿频、夜尿多有关。
（3）焦虑：与患病时间长、影响睡眠与活动有关。
（4）潜在并发症：直立性低血压、出血、膀胱痉挛等。

（三）护理目标

（1）老年人排尿正常。
（2）老年人保证足够的睡眠。
（3）焦虑情绪缓解或者没有焦虑。
（4）老年人未发生出血、感染等并发症。

（四）护理措施

临床症状轻者以内科药物治疗为主，可遵医嘱给予 α 受体阻滞药、激素、降低胆固醇药物等；梗阻较重又不适宜手术者可使用激光治疗、射频治疗或支架治疗等，必要时行前列腺切除术。

治疗护理的主要处理原则包括内科药物治疗与手术治疗。经过治疗和护理，老年人尿频、排尿困难等症状缓解或解除；睡眠好转；尿路感染发生率下降；焦虑、恐惧感消除且情绪稳定；减少并发症发生。

1．一般护理

（1）老年人居住的房间设计合理，卧室要靠近卫生间，地面防滑，最好设有扶手，夜间尿频的老年人可在床旁放便器。

（2）生活规律，加强锻炼，提醒老年人尽量不要憋尿，训练其排尿能力。

（3）饮食宜清淡，不宜在短时间内大量饮水，避免膀胱急剧扩张而引起紧张度丧失；避免饮酒及刺激性饮料。

2．对症护理

（1）排尿困难提供适宜的环境，安置适当的体位利于其轻松排尿。可热敷下腹部或用手按摩刺激膀胱逼尿肌收缩，促进排尿，必要时导尿。留置导尿老年人应随时观察有无导尿管相关尿路感染，以及时处理。

（2）尿潴留可用温水冲洗会阴部或听水流声音诱导其排尿，必要时给予导尿。

（3）尿频睡前应限制饮水，以免影响睡眠。

3．治疗相关护理

（1）等待观察：良性前列腺增生症的症状在一段时间内可能不会发生明显变化。BPH指南均建议轻度前列腺增生（国际前列腺症状评分≤7）至中度下尿路症状、生活质量未受明显影响可以等待观察，不予治疗，但必须密切随访，如病情加重，再选择适宜的治疗方法。

（2）药物治疗与护理：药物治疗适用于刺激期和代偿早期的前列腺增生病人，治疗前列腺增生的药物主要有三类：α受体拮抗药、5α- 还原酶抑制剂、植物类药。目前最常用的α受体拮抗药，应注意服药后先在床上躺 $10 \sim 20$ min，防止发生直立性低血压。目前应用最广的5α- 还原酶抑制剂是非那雄胺，该药起效较慢，但优势是长期治疗，一般服药3个月可使前列腺缩小，改善排尿功能，长期服用可减少急性尿潴留、肾积水等远期并发症的发生，减少手术率，有抑制前列腺增生疾病发展进程的作用。

（3）围术期护理：术前多食粗纤维易消化的食物，以防便秘；忌饮酒及辛辣食物；鼓励病人多饮水，勤排尿；残余尿量多或有尿潴留致肾功能不全者，应留置导尿持续引流，改善膀胱逼尿肌和肾功能，术后密切观察呼吸及泌尿系统感染的征象、引流管的引流情况等；做好膀胱冲洗的护理，预防尿路感染和输精管感染。术后 6 h 无恶心、呕吐者，可进流食，1 ～ 2 d 后无腹胀即可恢复正常饮食。做好并发症预防与护理，如出血、尿失禁等。

4．心理护理

维护老年人的自尊，多关心老年人，鼓励其正常社交，解除不良情绪。向老年人说明药物治疗的重要性和手术治疗的必要性，帮助其树立战胜疾病的信心。

5．健康指导

（1）指导病人防止受寒：寒冷往往会使病情加重。因此，病人一定注意防寒，预防感冒和上呼吸道感染等。

（2）禁忌酒饮：酒可使前列腺及膀胱颈充血水肿而诱发尿潴留。少食辛辣、刺激性食物，避免引起性器官充血，压迫前列腺，加重排尿困难。

（3）不可憋尿：憋尿会造成膀胱过度充盈，使膀胱逼尿肌张力减弱，排尿发生困难，容易诱发急性尿潴留，因此，一定要做到有尿就排。

（4）适量饮水：饮水过少不但会引起脱水，也不利排尿对尿路的冲洗作用，还容易导致尿液浓缩而形成结晶。故除夜间适当减少饮水，以免睡后膀胱过度充盈，白天应多饮水。

（5）定期随访：3 个月到半年复查一次。BPH 随访的目的是评估疗效、尽早发现和治疗相关的不良反应或并发症。目前 BPH 随访的主要内容：国际前列腺症状评分（I-PSS）、直肠指诊、尿流率、超声（包括残余尿）和血清 PSA 测定。

（五）护理评价

（1）老年人排尿趋于正常。

（2）老年人保证足够的睡眠。

（3）老年人未发生出血、感染等并发症。

（4）老年人未发生 TUPR 术后相关并发症。

四、老年肾衰竭及其护理

老年人的肾脏功能随着增龄呈现生理性进行性衰退，同时合并其他疾病，加重了肾脏排泄和调节功能的不足，使得老年人更易发生肾衰竭（renal failure）。老年肾衰竭分急性和慢性，其中急性肾衰竭（acute renal failure，ARF）更名为急性肾损伤（acute kidney injury，AKI）。

（一）老年急性肾损伤

急性肾损伤（acute kidney injury，AKI）是由各种病因引起短时间内肾功能快速减退导致的临床综合征，表现为肾小球滤过率（GFR）下降，伴有氮质产物如肌酐、尿素氮等潴留，水、电解质和酸碱平衡紊乱，重症出现多系统并发症。

1. 护理评估

（1）健康史：老年急性肾损伤的发生原因同样可分为肾前性、肾性和肾后性。

1）肾前性：细胞外液量减少是导致老年人 ARF 的主要原因，占 AKI 的 38% ～ 60%。

2）肾性：肾实质性 AKI 的病因包括急性肾小管坏死（acute tubular necrosis，ATN）、急性间质性肾炎、急性肾小球肾炎和肾血管疾病。引起老年人肾实质性肾衰竭最常见的原因是急进性肾小球肾炎。

3）肾后性：梗阻性肾衰竭是老年 AKI 的重要原因之一，占 AKI 的 5%。老年人常见梗阻的原因包括良性前列腺增生、前列腺癌、腹膜后或骨盆内新生物。

（2）身体状况：老年人 ATN 所致的 AKI 病情较重，少尿期较长，老年人约 2 周，肾功能不易完全恢复。老年 AKI 病人体格检查通常无异常发现，真性血容量不足常表现为直立性低血压。

（3）实验室和其他辅助检查。

1）尿钠浓度和尿钠排泄分数：一般采用尿钠浓度和尿钠排泄分数鉴别肾前性肾损伤和肾小管坏死，如尿钠排泄分数 < 1 提示肾前性肾损伤、> 3 提示肾小管坏死。诊断肾前性肾损伤最可靠的指标是在老年人不存在容量负荷过重的情况下，补足血容量后病情得到逆转。

2）超声影像学检查：超声检查可以非常有效地诊断尿路梗阻、肾结石或肾内肿块。CT 扫描只用于肾脏显示不良的老年人。

3）肾活组织检查：老年人 AKI 肾活检的指征：①持续少尿 3～4 周；②与全身系统性疾病相关的 AKI，如血管炎；③由急进性肾小球肾炎引起者；④由急性肾小管间质肾炎引起者；⑤没有尿路梗阻的无尿。

（4）心理—社会状况：在症状明显且严重的少尿期，老年人及其家属会因疾病可能危及生命而恐惧不安，紧张无助；在较长的恢复期内担心预后而焦虑。透析治疗需要的花费较大，老年人及家属也会因为经济承受能力有限而烦闷。

（5）诊断要点：老年急性肾损伤的诊断依据肾小球滤过功能指标的变化，目前常用血清肌酐（Scr）和尿量。AKI 的定义标准：① 48 h 内 Scr 上升 ≥ 26.5 μmol/L；或② 7 d 内 Scr 升至 ≥ 1.5 倍基线值；或③连续 6 h 尿量 < 0.5 mL/（kg·h）。随着年龄增加，肌肉组织逐渐减少，肌酐易受饮食和体液容积的影响，部分老年人血肌酐并未随肾功能下降而升高，因此应动态监测老年病人血肌酐水平。

（6）治疗要点：老年人急性肾损伤治疗原则主要是去除诱因，维持水、电解质及酸碱平衡，防治和控制并发症，处理合并症，积极开展透析或预防性透析。

2．护理诊断 / 问题

（1）体液过多：与急性肾衰竭所致的少尿有关。

（2）营养失调，低于机体需要量：与食欲下降、限制蛋白质摄入、透析和原发疾病有关。

（3）有感染的危险：与机体抵抗力下降及侵入性操作有关。

（4）焦虑、恐惧：与起病急、病情重、恢复慢有关。

3．护理目标

（1）病人水肿程度减轻或消失。

（2）病人能保持足够的营养物质的摄入，身体营养状况有所改善。

（3）无感染发生，能及时发现并控制感染。

（4）焦虑、恐惧病人情绪较为稳定，焦虑、恐惧缓解。

4．护理措施

老年人特征性的护理措施如下：

（1）饮食护理：早期适当限制钠、钾、磷和蛋白质的摄入对 AKI 老年病人有益。限制蛋白质摄入为 $0.6 \sim 0.8$ g/（kg·d），有利于未透析者保持氮平衡、控制代谢性酸中毒和磷的正常排泄。

（2）用药护理：对老年人必须使用的药物，应严格按照肌酐清除率调整药物用量，并定期检测尿常规和肾功能，严密观察病人的反应，发现肾中毒迹象时立即告知医生停用或更换药物。

（3）透析护理：老年 AKI 病人透析治疗采取个体化方案，根据其容量状态和溶质清除情况判断。对心血管功能不稳定的老年人，连续性肾脏替代治疗可以实现平稳超滤和中小分子有效清除。透析病人蛋白质摄入可适当放宽，血液透析者为 $1.0 \sim 1.2$ g/kg，腹膜透析病人为 $1.2 \sim 1.4$ g/kg。

（4）健康指导。

1）预防指导：老年 AKI 重在预防。在做大手术前后、进行造影剂检查前均应预防和治疗失水，禁食前通过静脉补液，术后根据中心静脉压进一步补液。要慎用或禁用肾毒性药物。

2）恢复期指导：老年人容易发生感染，要做好环境、营养、卫生等方面的护理，如对卧床和虚弱的病人，应定时翻身拍背、保持皮肤清洁、做好口腔护理等。同时遵医嘱定期门诊随诊观察。

5．护理评价

（1）病人全身水肿程度减轻。

（2）能按照要求摄入均衡的营养。

（3）无感染发生。

（4）焦虑、恐惧减轻。

（二）老年慢性肾衰竭

慢性肾衰竭（chronic renal failure，CRF）指各种原发性或继发性慢性肾脏病进行性进展引起肾小球滤过率下降和肾功能损害，以代谢产物潴留、水、电解质和酸碱平衡紊乱为主要表现的临床综合征。

1．护理评估

（1）健康史：老年 CRF 的病因以继发性肾脏疾病引起者为主。

1）继发性肾脏疾病：主要原因是糖尿病肾病和原发性高血压性肾动脉硬化症。其他继发性原因包括梗阻性肾病、淀粉样变性、骨髓瘤肾病、药物相关性肾病等。

2）原发性肾脏疾病：链球菌感染性肾小球肾炎因为年龄增长和免疫力下降的原因，在老年人群也出现第二高峰。寡免疫复合物坏死型肾小球肾炎在65岁以上老年人群中也较为常见。此外，肾动脉硬化、肾动脉狭窄均可导致老年CRF的发生。

（2）身体状况。

1）症状不典型：起病多较隐匿，症状、体征常不典型，很多病人仅有乏力、食欲缺乏、头晕等非特异性症状。

2）并发症多：主要表现为消化系统、心血管系统、血液系统、呼吸系统及水、电解质紊乱等改变；

①消化系统：消化系统症状是最早和最常见的症状，主要表现为食欲缺乏、恶心、呕吐、腹胀、腹泻，严重者伴有消化道出血。

②心血管系统：心血管系统并发症多见，症状较重。其中高血压是肾衰竭的常见并发症之一，血压控制差可加重肾功能的损害，形成恶性循环。

③血液系统：贫血是尿毒症的必有症状，营养不良导致贫血较重，可加重老年人的心力衰竭和心绞痛症状。

④水、电解质紊乱：老年人体液容量占体重的45%～59%，口渴感减退，肾小管对血管升压素反应性降低。肾小管的浓缩稀释功能减退，易出现电解质紊乱。

⑤神经、肌肉系统：精神神经症状突出，突出表现为性格改变，幻视幻觉，严重者出现谵妄、昏迷、癫痫样发作。晚期常有周围神经病变，最常侵犯下肢远端，呈现肢端袜套样分布的感觉丧失。

⑥呼吸系统：肺部 X 线检查典型者表现为"尿毒症肺"。

⑦肾性骨病：老年 CRF 病人的 1α 羟化酶活性下降，使得 1，25- 二羟维生素 D_3 生成明显减少，钙吸收不足，骨质丢失，可致骨质疏松、骨软化、纤维性骨炎或骨硬化等。若出现继发性甲状旁腺功能亢进，可加重肾性骨营养不良。

⑧代谢性酸中毒：由于肾脏酸化功能和排泄酸性代谢产物障碍，常发生代谢性酸中毒，多表现为恶心、呕吐，严重时出现呼吸深大甚至昏迷。

3）尿毒症识别困难：行为改变、无法解释的痴呆、头发／指甲生长停滞、无法解释的充血性心力衰竭的加重、对健康感知的改变等可能是老年病人尿毒症的表现。

4）实验室和其他辅助检查。

①血肌酐水平：与年龄、性别等有关。特别对于消瘦的 CRF 老年病人，一旦血浆肌酐超过 1.5 mg/dl（133 μmol/L），则提示有明确的肾功能受损。

②尿液检查：最早表现为肾浓缩功能下降，常表现为多尿及夜尿增多，尿比重降低，24 h 尿量常大于 1 500 mL，尿比重多在 1.016 以下，常固定在 1.010 左右。

（3）心理—社会评估：老年 CRF 并发症多、病情重、治疗费用昂贵且预后不佳，对老年人及家属造成较大的心理压力，表现恐惧、抑郁、绝望等心理问题。因此，应对老年人所面临的主要应激源、心理反应、个人认知、应对方式、社会支持等进行全面评估。

（4）诊断要点：病人具有慢性肾脏病史，出现泌尿系统障碍、肾性骨病、营养不良、水及电解质紊乱及代谢性酸中毒症状，并行肾功能检查后，诊断一般没有困难。

（5）治疗要点。

1）去除肾功能恶化的因素：主要包括血容量不足、感染、严重的高血压、前列腺肥大等原因引起的尿路梗阻、慢性心力衰竭和严重心律失常、肾毒性药物的使用、处于急性应激状态及高钙血症、高磷血症或转移性钙化症。

2）营养治疗：非透析病人宜摄取高热量、优质低蛋白、低磷食物。一般蛋白质需要量为 0.6g/（kg·d），加服 α- 酮酸或必需氨基酸。透析治疗者不严格限制蛋白质摄入量。水肿、高血压病人应低盐饮食。

3）控制高血压：严格控制血压是延缓老年 CRF 进行性恶化的重要措施之一。

4）纠正水、电解质紊乱与代谢性酸中毒：少尿、水肿要严格限制钠盐和水分摄入，同时大剂量使用髓袢利尿药；出现严重脱水和低钠血症者，适当补液或纠正低钠血症；钙磷代谢紊乱者，补充钙剂，以碳酸钙为宜。早期出现酸性代谢产物蓄积应早期口服碳酸氢钠，以 3 ～ 10 g/d 为宜。

5）纠正贫血：应用促红细胞生成素同时补充铁剂和叶酸，确保血红蛋白水平在 100g/L 左右。

6）替代治疗：主要包括血液透析（hemodialysis，HD）、腹膜透析（peritoneal

dialysis，PD）和肾移植。

2．护理诊断/问题

（1）营养失调，低于机体需要量：与食欲下降、消化吸收功能紊乱、限制蛋白质摄入等因素有关。

（2）活动耐力下降：与并发高血压、心力衰竭、心肌病、心包炎、贫血、电解质和酸碱平衡紊乱有关。

（3）有皮肤完整性受损的危险：与皮肤水肿、瘙痒，凝血机制异常，机体抵抗力下降有关。

（4）潜在并发症：贫血、水、电解质、酸碱平衡失调。

（5）有感染的危险：与机体免疫力低、透析等有关。

3．护理目标

（1）病人能保持足够的营养物质摄入，身体营养状况有所改善。

（2）增强活动耐力。

（3）水肿减轻或消退，皮肤清洁完整。

（4）维持水、电解质、酸碱平衡。

（5）规范治疗期间未发生感染。

4．护理措施

治疗原发病和去除导致肾功能恶化的因素是预防和治疗的重要措施；营养干预是预防和治疗的首要措施；针对性用药和肾脏的替代疗法可减轻各种并发症并提升生活质量。

（1）饮食护理：在保证足够热量、优质低蛋白、必要时加用必需氨基酸或 $\alpha-$ 酮酸、限盐限水等。

1）蛋白质的限制不宜太严格：应以保证足够的营养，避免出现严重的营养不良，使得病情恶化。

2）水、钠的摄入应注意个体化原则：过度限水、限盐易造成血容量不足或低钠血症，应给予老年病人实行个性化的调整。

（2）用药护理。

1）导泻剂：从小剂量开始，逐渐增加，以免出现水、电解质和酸碱平衡紊乱。

2）血管紧张素转换酶抑制药（ACEI）：使用 ACEI 治疗高血压时应慎重，在非透析治疗阶段，若血肌酐＞300μmol/L 或在短期内上升大于原来的

50%，最好停用 ACEI，对血肌酐未达标而使用 ACEI 的老年人，应加强肾功能监测。

3）抗组胺药：因瘙痒可能用到苯海拉明等抗组胺药，注意药物引起老年人嗜睡和认知功能损害。

（3）肾脏替代疗法护理。

1）适应证：对老年人透析指征较为宽松，目前倾向于在疾病的中早期开始透析治疗。肾移植也是治疗的最佳选择，老年肾移植受者急性排斥反应发生率相对较低，并且可从合适的免疫抑制剂治疗中受益。

2）禁忌证：CRF 老年病人肾脏替代治疗的绝对禁忌证很少，有学者建议严重痴呆、转移癌和严重的肝脏疾病者慎用肾脏替代治疗，但进展性痴呆容易和严重肾功能异常所致的精神错乱相混淆，此时给予试验性血液透析是合理的，精神症状经过透析没有改善，则不宜继续进行肾脏替代治疗。对于老年人认知和行为上的禁忌证比医疗上的禁忌证更为重要。

3）相关并发症：老年人 CRF 肾脏替代治疗出现相关并发症时应密切监测并采取措施。①血液透析：包括疼痛、乏力、抑郁、缺乏自由、饮食限制等。②腹膜透析：容易出现后背疼痛、腹膜炎、高血糖、肥胖及疝等问题。③肾移植：感染、心血管事件及恶性肿瘤的发生率高，药物的不良反应多。

（4）心理护理：是否接受肾脏替代疗法，应该由老年人及家属成员参与，由肾脏病相关的医护专家共同指导并提前告知治疗相关的优缺点，共同商讨后，尊重他们的选择。治疗过程中说服家属尽量给予支持，增加与老年人交流。当决定退出透析后要做好临终关怀，尽量减轻疼痛和痛苦。

（5）健康指导。

1）饮食指导：饮食干预在推迟透析、提高生存率和生活质量方面均有重要的意义，应指导老年人严格按照饮食原则摄取营养。

2）就诊指导：应该尽早到肾病专科就诊，以便早期识别 CRF 的晚期改变，尽快选择合适的肾脏替代治疗方案。

3）用药指导：老年人发生 CRF 后，避免经肾脏排泄的药物在体内蓄积，应遵医嘱调整。常用的肾毒性药物包括氨基糖苷类、万古霉素、环孢素、非甾体抗炎药等，要教会老年人及其家属识别目前治疗用药的不良反应，如促红细胞生成素治疗可导致铁缺乏、高血压和血栓形成等。

5．护理评价

（1）老年 CRF 病人的营养状况得到改善。

（2）活动耐力有所增强。

（3）未出现水、电解质、酸碱平衡紊乱或平衡紊乱得到纠正。

（4）家庭应对能力增强。

第六章

老年人常用护理技术

老年人由于年龄的增长、身体功能的减退和疾病的困扰，导致了生活自理能力的降低，因此需要护理人员运用护理技术来指导和帮助老年人完成日常生活的需要，保证老年人的安全与舒适，进而提高老年人的生活质量。

第一节　常用日常生活护理技术

日常生活活动是维持一个人日常生活所必需的基本活动，包括衣、食、住、行、个人卫生等多个方面，老年人由于老化或疾病导致无法独立完成日常生活活动时，需要他人提供部分协助或完全性护理，下面就介绍几种常用的老年人日常生活护理技术，以指导护理人员对老年人日常生活进行照护。

一、偏瘫老年人的更衣

为偏瘫老年人进行更衣时，护理人员应根据老年人的习惯、需求和自理能力有目的地提供帮助，使老年人最大可能地自理。

（一）目的

更换清洁衣服，满足舒适的需求。

（二）原则

穿衣时应先穿患侧，后穿健侧；脱衣时应先脱健侧，后脱患侧。

（三）评估

（1）老年人的清洁习惯、自理能力、衣服的卫生状况等。

（2）老年人的心理及理解能力，讲解操作的目的。

（四）用物准备

清洁干燥、大小适中、厚薄适宜的衣裤、鞋、袜子。

（五）操作方法

1．穿/脱前开襟上衣

（1）老年人取坐位，将上衣里面朝外，衣领向上置于膝上。

（2）指导利用健侧手套上患肢袖子，并将衣领沿患侧上肢拉上并跨到健侧肩、颈部。

（3）协助健侧手将健侧衣袖从身后移至健侧手，并套上健肢袖子。整理上衣、系扣。

（4）脱衣与穿衣步骤相反，用健侧手将患侧衣袖从肩部退至肘部，然后脱健侧，再脱患侧。

2．穿/脱套头衫

（1）老年人取坐位，穿套头衣服时，看清衣服的前后面。

（2）指导老年人用健侧手帮助患侧手插入同侧衣袖里，先将其手腕伸出衣袖，再将健侧手插入另一衣袖，并将老年人整个前臂伸出袖口，最后将头套入领口并伸出。

（3）脱衣与穿衣相反，用健侧手将衣服下摆尽可能向上挽起至胸部并将头部从领口退出，脱出健手，再脱患手。

3．穿/脱裤子

（1）老年人取坐位。

（2）穿裤子时，指导老年人患侧腿屈膝、屈髋放在健侧腿上，套上裤腿并拉至膝上，放下患侧腿，健侧腿穿裤也拉至膝上，站起来将裤子拉至腰部，最后整理。

（3）脱裤顺序与穿裤相反，先脱健侧，再脱患侧。

4．穿 / 脱袜子和鞋

（1）老年人取坐位。

（2）穿袜子和鞋时，协助将患侧腿交叉放在健侧腿上，用健侧手为患足穿袜子或鞋，再将患侧腿放回原地，全脚掌着地，重心转移至患侧，再将健侧下肢放在患侧下肢上方，穿好健侧的袜子或鞋。

（3）脱袜子和鞋的顺序与之相反。

（六）注意事项

（1）在操作前应向老年人说明操作内容，以取得合作。

（2）一次性备齐用物，保证操作的连贯性。

（3）根据季节关门窗，调节好室温，以 22 — 26℃为宜，防止老年人着凉。

（4）操作过程中动作敏捷、轻柔，尽量减少翻动和暴露，随时关心老年人，必要时注意遮挡，保护患者隐私。

（5）尽量为老年人选择开襟上衣和装松紧带的裤子，按先穿在上、后穿在下的顺序摆放，便于操作。

二、常用便器的使用

在老年人的日常生活中，如何满足其排泄的需求是非常重要的护理工作，下面介绍几种常用便器的使用方法。

（一）目的

协助不能自理的老年人进行排便。

（二）原则

遵循标准预防、消毒隔离、安全的原则。

（三）评估

（1）老年人自理能力及活动情况。

（2）病情、心理状态、认知及合作程度。

（四）用物准备

二便器、纸巾、屏风、温水等。

（五）操作方法

1. 床头坐便椅

（1）坐便椅与床头并排摆放，面向床尾。

（2）护理人员面对老年人站立，双手抱住老年人臀部，并让老年人双手环抱住自己颈部，使老年人身体缓慢地向前倾斜，并配合呼吸节奏慢慢站起来。

（3）护理人员双足放于老年人双脚两侧，双膝盖夹住老年人双膝，将老年人身体转动90°，使其臀部朝向坐便器。

（4）松开老年人衣裤，使其慢慢坐上坐便器，双手把好扶手，并将下半身用毛巾遮盖保暖。

（5）护理人员在一旁或门外等候，避免老年人紧张。

（6）排便结束，嘱老年人一手抓住坐便器扶手，另一手扶住护理人员肩膀，抬起腰。

（7）护理人员沿阴部向后的方向擦拭干净。

2. 尿失禁护理用具

（1）纸尿裤、失禁护垫。使用最为普遍，纸尿裤可以有效处理尿失禁问题，而且不会造成尿道和膀胱损害，也不会影响膀胱的生理活动。护理上及时更换尿布，并用温开水清洗会阴、阴茎、龟头及臀部皮肤，保持会阴干燥清洁，防止发生湿疹和压疮。

（2）长期留置导尿用具。适用于尿潴留引起的持续性、充盈性尿失禁，显性感染，肾功能不全及躁动不安的老年人，但易造成泌尿系统感染，长期使用不利于锻炼膀胱的自动反射性排尿功能，应尽量缩短留置导尿时间。

（3）高级透气接尿器。根据性别选择型号，先用空气和水将尿袋冲开，防止尿袋粘连。再将腰带系于腰上，将阴茎放入尿斗中，女性老年人将接尿器紧贴会阴，并把下面的两条纱带从两腿根部中间左右分开向上，与三角巾上的两条短纱带连接。注意接尿器应在通风干燥、阴凉清洁的室内存放，禁止阳光暴晒，经常冲洗晾干。注意会阴部清洁，每天用温开水擦拭。

（4）间歇性导尿用具。用于治疗尿潴留和充盈性尿失禁的老年人。可由老年人自己或者陪护人员帮助实施，每天 2—4 次或更多，导尿的次数和时机取决于残余尿量，应控制残余尿量小于 400 mL。

（六）注意事项

（1）使用便器时，检查便器边缘有无破损。

（2）操作时动作轻柔，避免拖、拉、拽，以免损伤老年人皮肤。

（3）观察二便情况，有异常及时与医务人员联系。

（4）保护老年人隐私和注意保暖。

三、食物噎呛的处理

食物噎呛多是由于老年人在进餐时食物噎在食管的某一狭窄处，或是呛到咽喉部、气管而引起呛咳、呼吸困难，甚至窒息。

（一）常见原因

（1）多数为吞咽功能障碍引起，有吞咽功能障碍的老年人在进食时，食物不能正常通过咽喉部或食管，因而造成阻塞。

（2）进食速度过快、食物过干是造成老年人噎呛的常见原因。

（3）进食时发生意外：常发生在戴义齿的老年人进食时，误将义齿咽下。或由于戴义齿不容易感觉食物的大小而将较大的食物咽下。

（二）主要表现

老年人进食时突然出现面色苍白或发绀，目光恐惧发直，不能说话，咳嗽，呼吸困难甚至窒息、昏迷。

（三）目的

清除梗塞于咽部等部位的食物，保持呼吸道通畅，缓解呼吸困难。

（四）原则

及时发现、争分夺秒、就地抢救、方法得当、措施得力。

（五）评估

（1）老年人的年龄、性别及文化背景等基本信息。

（1）引起噎呛的原因、部位、程度及主要表现。

（3）施救的现场环境、设备，老年人的配合程度及心理状态。

（六）操作方法

1．清醒状态下食物噎呛的处理

（1）护理人员帮助老年人站立并站在其背后，用双手臂由腋下环绕老年人的腰部。

（2）一手握拳头，将拳头大拇指一侧放在老年人的胸廓下段与脐上的腹部部分。

（3）另一只手抓住拳头并将肘部张开，用快速向上的冲击力挤压老年人的腹部。

（4）反复重复第（3）步，直到食物吐出。

2．无意识状态下食物噎呛的处理

将老年人置于平卧位，肩胛下面垫高，颈部伸直，摸清环状软骨下缘和上缘的中间部位，即环甲韧带（在喉结下），稳准地刺入一个粗针头在气管内，以暂时缓解缺氧状态，争取时间并积极配合医生抢救。

3．一般护理

（1）体位护理。立即采取半卧位、侧卧位。

（2）呼吸道护理。仔细清理呼吸道、定时翻身、叩背，指导有效咳嗽、排痰，并注意进食后30分钟内不能吸痰，以免诱发恶心、呕吐等症状。

（3）饮食护理。避免进食容易梗塞和黏性的食物，如鱼刺、年糕等；避免进食过冷、过热食物及过度饮酒；根据老年人疾病特点选择并合理调整饮食的种类，并且食物温度要适宜。老年人进食应尽量采取坐位，上身前倾15°，对于卧床老年人，进餐后不应立即放低床头；避免一次进食过多，应少量多餐、细嚼慢咽；发生梗塞的老年人，间隙时可用汤匙将少许食物送入老年人舌根部，等完全咽下张口确认后再进食；而当发生梗塞时，应立即停止进食，待呼吸平稳后再进食。

（七）注意事项

（1）遇到噎食的患者，首要任务是打开气道，及时清除呼吸道阻塞。

（2）对突然发生的噎食，常需护理人员用手将食物从口中抠出，当手伸入患者口腔时，注意不要被患者反射性咬合动作咬伤手指。可以在伸手之前，用随手可及的物品如筷子、勺等垫在患者上下牙齿之间。

四、移动体位方法

移动体位是指人体从一种姿势转换到另一种姿势及从一个位置移动到另一个位置的过程。本节讲解偏瘫患者的辅助体位转移。

（一）目的

帮助老年人进行姿势及位置的移动，满足舒适和生活需要。

（二）原则

轻稳、节力、安全。

（三）评估

（1）老年人的健康状况、病情程度、四肢肌力等。

（2）解释目的、注意事项以取得合作。

（四）操作方法

1. 床上翻身

老年人取仰卧位。向健侧翻身时，健足插入患腿下方，Bobath 握手（双手十指交叉，患手拇指压在健手拇指上方）并将双上肢伸直举向上方，做水平惯性摆动。当双上肢摆至健侧时，健足蹬床并勾住患侧腿顺势翻向健侧。护理人员在患侧控制老年人肩胛骨、骨盆，辅助其翻至健侧。向患侧翻身时，方法同前，先摆向健侧，再反方向摆向患侧，借助摆动的惯性顺势将身体翻向患侧。护理人员在患者手部、健侧膝关节处给予助力，协助其完成翻身。

2．床上移动

横向移动时，老年人取仰卧位，将健侧腿插入患侧腿下方，将患侧腿移向一侧，然后撤出健侧腿，使得双腿屈曲，双足蹬在床上，以头背部、双足、肘关节为支撑点，抬起臀部移向同侧，接着利用臀部、头部、肘关节为支撑点，将肩部也移向同一方向。护理人员立于老年人患侧，协助老年人将双腿、臀部、肩部移向一侧。纵向移动时，老年人取坐位，身体前倾，双手交叉前伸。护理人员抬高一侧臀部，将重心放在另一侧臀部上，将抬起一侧的臀部向前或者向后移动，犹如患者用臀部行走。

3．在床边坐起

护理人员站在老年人患侧，并将其向患侧转动，拉动老年人双腿，使双侧小腿互相挨着悬挂在床沿边，同时对患侧的腿部给予支撑。老年人用健侧的手放在胸部的高度支撑在床上。护理人员对患侧的手臂给予支撑，用另外一只手环绕握住老年人的肩部使其竖起。

4．从坐位到站立位

老年人坐于床缘并双手环绕护理人员的颈部。护理人员站在患侧，一手放在老年人健侧臀部或抓住腰带，辅助抬臀；另一只手放在患侧膝关节上，重心转移时使老年人伸髋伸膝，起立后使老年人双下肢对称负重，护理人员用膝盖顶住老年人患侧膝盖以稳定膝关节。

5．从床上移动到轮椅

老年人坐于床边，双足着地平放。轮椅放置于老年人健侧，与床铺成45°，刹住轮椅的手闸，若轮椅扶手可卸，卸下近床侧扶手，向两侧翻开脚踏板。护理人员面向老年人站立，双膝微屈，腰背挺直。双足放在患足两侧，用双膝内外固定老年人的患侧膝盖，防止患侧下肢屈膝或足向前移动。一手从患侧腋下穿过放在患侧肩胛上，抓住肩胛骨的内缘，同时让患侧前臂搭在自己肩上。另一只手托住健侧上肢，使老年人躯干前倾，顺势使老年人身体重心移动至足前掌部位，直到老年人的臀部抬离床面，嘱咐老年人抬头。引导老年人转身，使他的臀部转向轮椅坐下并尽量向后坐，护理人员调整老年人姿势使得坐位舒适稳定。

（五）注意事项

（1）不可拖拉，要在抬起老年人身体的基础上进行，注意保护老年人的皮肤。

（2）移动过程中注意保暖，加强对老年人的病情观察。

（3）操作中轻稳、节力，忌用蛮力，注意安全，加强监护，防止跌倒。

（4）护理人员利用自己重心的转移来搬运老年人，并在搬运时两脚分开，形成较大的支撑面，将老年人身体尽量靠向自己，以达省力之目的。

五、辅具的使用

常用的辅助器具包括矫形器、助行器具、自助具。本节主要介绍助行器具的使用。助行器是指帮助下肢功能障碍的老年人减轻下肢负荷、辅助人体支撑体重、保持平衡和辅助人体稳定站立及行走的工具或设备，也可称为步行辅助器。

（一）目的

保持身体平衡、减轻下肢负荷、缓解疼痛、改善步态、辅助移动及步行、保证老年人移动顺利和活动安全。

（二）原则

全面评估、保证安全、风险自救。

（三）评估

（1）老年人的健康状况、疾病程度、身高、体力等。

（2）助行器的调节高度、结构、部件是否齐全。

（3）老年人的生活环境及使用场所。

（四）用物准备

根据需要选择助行器的种类，如手杖、腋杖、助行架、轮椅等。

（五）操作方法

1. 杖

根据杖的结构和使用方法，可以分为手杖、前臂杖、腋杖、平台杖 4

大类。

（1）手杖是一种手握式的辅助用具。分为单足手杖和多足手杖（三足手杖和四足手杖）（图6-1）。

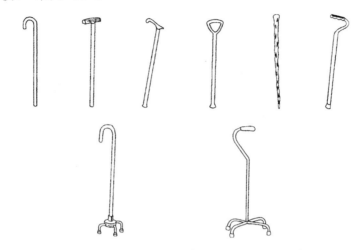

图6-1 常用手杖

1）长度测量。老年人穿鞋或支撑站立，地面至大转子的高度即为手杖的长度。肘部关节屈曲150°，腕关节背伸，小趾前外侧15 cm处到背伸手掌面的距离也为手杖的长度。

2）使用方法。以偏瘫老年人为例，一般只用1个手杖握于健侧，肘关节最好弯曲20°—30°，双肩保持水平。上下楼梯时应遵循健侧先上、患侧先下的原则。①三点步行：即先伸手杖→迈患足→迈健足；少数老年人以伸手杖→迈健足→迈患足方式行走。②两点步行：即同时伸出手杖和患足，再迈健足。此种方式步行快，适合偏瘫程度轻、平衡功能较好的老年人。

3）注意事项：①行走时目视前方，要鼓励用正常步态（足跟先着地和用足趾蹬地）。②为避免老年人利用四足手杖负重时靠在杖上求得平衡，走路时，手杖不能离老年人太近。③为避免手杖着地负重时向内倾倒，也不要离老年人太远。

（2）腋杖。可靠稳定，用于截瘫或外伤很重的老年人。截瘫者常需用2个腋杖行走。

1）长度测量。确定腋杖简易计算方法是使用者身高减去41cm。

2）使用方法：①两点式：走路顺序为同时出右拐和左脚，然后出左拐和右脚。②三点式：先伸出双侧腋杖，然后迈出患肢，再迈出健肢。③四点式：为最安全的步法。先出右拐杖，而后左脚跟上，接着出左拐杖，右脚再跟上。④跳跃法：先将两侧拐杖向前，再将身体跳跃至两拐杖中间处。常为永久性残疾者使用。⑤交替拖地步行：伸左腋杖→伸右腋杖→双足同时拖地向前到达腋杖附近。⑥摆至步：同时伸两个腋杖，再双足同时拖地向前，到达腋杖附近。

3）注意事项：①上肢和躯干必须有一定的肌力，上臂要夹紧，控制身体的重心，避免身体向外倾斜。②腰部应直立或略向前挺，而不能向后弯。③腋杖的着地点应在脚掌的前外侧处，肘关节最好弯曲20°—30°，手腕保持向上翘的力量，腋垫抵在侧胸臂上，通过加强肩和上肢得到更多的支持，正常腋杖与躯干侧面应成15°，使用腋杖时着力点在手柄处，以避免伤及臂丛神经。

2．助行架

有轻型助行架、轮式助行架（图6-2）和助行台。

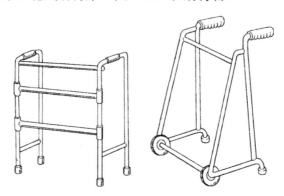

图6-2　轻型助行架、轮式助行架

（1）轻型助行架是双臂操作助行器中最简单的形式，是一种没有轮子的三边形金属架，依赖手柄和支脚起到支撑作用。适用于需要比杖类助行器更大支持的疾病患者。

基本步态：提起助行架放在前面一上肢远处，再向前迈一步，落在助行架两后腿连线水平附近，一般先迈弱侧下肢，再迈另一侧下肢。使用时应注意助行架放在老年人前方合适的位置，迈步时不要太靠近助行架，否则会导致向后倾倒。

（2）轮式助行架是指带有轮子的双臂操作助行器，助行器前方两足各有一个轮子。又称滚动助行器。在使用中需要有较大的操作空间，老年人要学会使用手闸并具有控制手闸的能力以免下斜坡时出现危险。

3．轮椅

（1）前进与后退。分为四轮着地和两轮着地法。轮椅做水平的推进与后退时，大轮和小轮均发挥作用，是四轮着地法。当小轮悬空，轮椅向后倾斜30°运行，仅靠大轮的运动使轮椅移动是两轮着地法。

（2）上台阶。当前方有台阶时，先将手柄向后面拉，并一脚踩后倾杆，使轮椅向后倾斜保持30°向前行进，到大轮触及台阶，用脚踩后倾杆慢慢放松，使小轮落在台阶上，再向前上提手柄，顺势将大轮滚上台阶，继续推进。

（3）上下楼梯。上楼时采用两轮着地法。患者系上安全带，护理人员双手握住手柄，侧身向后倾斜，双脚交替上行，借助体重和拉力，使轮椅逐个上台阶。下楼时，轮椅的方向及操作姿势与上楼梯相同，双下肢交替下行，使轮椅逐渐而下。

（4）注意事项：①使用前必须检查轮椅各部件的性能及安全。②乘坐的轮椅大小合适，座位宽度以坐稳后与扶手间有两指宽的距离为宜，搁脚板高低以足踏在板上，大腿呈水平为宜。③长期坐轮椅的老年人应预防压疮，对身体不能保持平衡的老年人，乘坐轮椅时应使用保护具，防止跌伤。

六、义齿的护理

义齿与真牙一样，也会积聚一些食物碎屑、牙菌斑和牙石等。如果不注意卫生，有可能会导致口腔内出现牙龈红肿等现象，因此，镶牙后做好义齿的护理是至关重要的。

（一）目的

（1）保持口腔清洁，使老年人舒适，促进食欲。

（2）防止口臭、牙垢，预防口腔感染及并发症，保持口腔正常功能。

（3）观察舌苔及口腔黏膜的变化，提供病情变化的信息。

（4）确保义齿寿命的长久。

（二）评估

（1）老年人自主活动能力和口腔清洁自理能力，判断需要完全协助或部分协助。

（2）义齿是固定的还是可活动的，有无牙垢等。

（3）牙龈的颜色，有无溃疡、肿胀、炎症等。

（4）口腔气味。

（5）老年人对口腔清洁的要求及对义齿清洁的知识掌握程度。

（三）用物准备

牙杯、清水、牙刷、牙膏、毛巾等。

（四）操作方法

1. 固定义齿的护理

因为固定义齿是不可以摘戴的，所以主要是跟真牙一起清洁，重点清洁固定义齿和真牙的连接处。

2. 活动义齿的护理

（1）操作前清洁双手摘下义齿。取义齿时，首先取出上面的，然后取出下面的并放在冷水杯中。

（2）先清洁自己的牙齿，每天两次用含氟牙膏彻底清洁每一颗牙的每一面，方法包括刷牙及使用牙线。

（3）然后用牙刷刷洗义齿的各面，并用冷水冲洗干净，每次刷牙时在洗水盆中放一定量的水，或者将毛巾放在水盆中，以防止义齿不慎滑落摔断。

（4）暂时不用的义齿可浸于冷水中加盖备用，每日更换一次清水，注意义齿不可浸于乙醇或热水中，以防止变色、变形和老化。如遇义齿松动、脱落、折断，但未变形时，应将损坏的部件保存好。

（5）让老年人漱口后戴上，必要时检查口腔情况。首先戴下面的，然后戴上面的，固定不好的义齿用粘贴膏帮助。

（6）鼓励老年人日间戴好义齿，以促进食物咀嚼，便于交谈，保持良好的口腔外形和个人外观。

（7）戴好义齿后，询问老年人有无疼痛感觉，如有问题及时就医。

（五）注意事项

（1）义齿应白天持续佩戴，晚间摘下，摘下的义齿浸泡在冷水中，以防遗失或损坏。

（2）每次饭后均应漱口或取下义齿，用水冲洗干净再戴。

（3）定期做口腔及义齿检查，每 6 个月 1 次。

第二节　老年养生保健护理技术

中医护理技术因具有简、便、验、廉等特点，深受广大老年人的青睐，在老年人的养生保健中应用广泛，常用的中医养生保健技术有穴位按摩法、艾条灸法、药熨法等。

一、常用穴位按摩法

穴位按摩技术是以按法、点法、推法、叩击法等手法作用于经络胸穴，具有减轻疼痛、调节胃肠功能、温经通络等作用的一种操作方法。

（一）适用范围

各种急慢性疾病所致的痛症，如头痛、肩颈痛、腰腿痛及失眠、便秘、局部感觉迟钝等症状。

（二）评估

（1）病室环境、温度。

（2）主要症状、既往史。

（3）按摩部位皮肤情况。

（4）对疼痛的耐受程度。

（三）告知

（1）按摩时及按摩后局部可能出现酸痛的感觉，如有不适及时告知护士。

（2）按摩前后局部注意保暖，可喝温开水。

（四）物品准备

治疗巾，必要时备纱块、介质（如生姜水、红花油等）、屏风。

（五）操作方法

（1）备齐用物携至床旁，调节合适室温，嘱老年人排空二便。

（2）根据按摩的部位协助取合理和安全体位。

（3）确定腧穴部位，根据老年人身体状况、皮肤的耐受程度选用适宜的按摩手法及强度。

（4）按摩时间一般宜在饭后1—2小时进行。每个穴位施术1—2分钟，以局部穴位透热为度。

（5）操作过程中询问患者的感受。若有不适，应及时调整手法或停止操作，以防发生意外。

（6）常用按摩部位和穴位：

1）头面部。取穴上印堂、太阳、头维、攒竹、上睛明、鱼腰、丝竹空、四白等。

2）颈项部。取穴风池、风府、肩井、天柱、大椎等。

3）胸腹部。取穴天突、膻中、中脘、下脘、气海、关元、天枢等。

4）腰背部。取穴肺俞、肾俞、心俞、膈俞、华佗夹脊、大肠俞、命门、腰阳关等。

5）肩部及上肢部。取穴肩髃、肩贞、手三里、天宗、曲池、极泉、小海、内关、合谷等。

6）臀及下肢部。取穴环跳、居髎、风市、委中、昆仑、足三里、阳陵泉、梁丘、血海、膝眼等。

（7）常用手法：

1）点法。用指端或屈曲的指间关节部着力于施术部位，持续地进行点压，称为点法。此法包括有拇指端点法、屈拇指点法和屈食指点法等，临床常用拇指端点法。①拇指端点法。手握空拳，拇指伸直并紧靠于食指中节，以拇指端着力于施术部位或穴位上。前臂与拇指主动发力、进行持续点压。亦可采用拇指按法的手法形态，用拇指端进行持续点压。②屈拇指点法。屈拇指，以拇指指间关节桡侧着力于施术部位或穴位，拇指端抵于食指中节桡侧缘以助力，前臂与拇指主动施力，进行持续点压。③屈食指点法。屈食指，其他手指相握，以食指第一指间关节突起部着力于施术部位或穴位上，拇指末节尺侧缘紧压食指指甲部以助力。前臂与食指主动施力，进行持续点压。

2）揉法。以一定力按压在施术部位，带动皮下组织做环形运动的手法。①拇指揉法。以拇指螺纹面着力按压在施术部位，带动皮下组织做环形运动的手法。以拇指螺纹面置于施术部位上，余四指置于其相对或合适的位置以助力，腕关节微屈或伸直，拇指主动做环形运动，带动皮肤和皮下组织，每分钟操作 120—160 次。②中指揉法。以中指螺纹面着力按压在施术部位，带动皮下组织做环形运动的手法。中指指间关节伸直，掌指关节微屈，以中指螺纹面着力于施术部位上，前臂做主动运动，通过腕关节使中指螺纹面在施术部位上做轻柔灵活的小幅度的环形运动，带动皮肤和皮下组织，每分钟操作 120—160 次。为加强揉动的力量，可以将食指螺纹面搭于中指远侧指间关节背侧进行操作，也可用无名指螺纹面搭于中指远侧指尖关节背侧进行操作。③掌根揉法。以手掌掌面掌根部位着力按压在施术部位，带动皮下组织做环形运动的手法。肘关节微屈，腕关节放松并略背伸，手指自然弯曲，以掌根部附着于施术部位上，前臂做主动运动，带动腕掌做小幅度的环形运动，使掌根部在施术部位上做环形运动，带动皮肤和皮下组织，每分钟操作 120—160 次。

3）叩击法。用手特定部位，或用特制的器械，在治疗部位反复拍打叩击的一类手法，称为叩击类手法。操作时应果断、快速，击打后将术手立即抬起，叩击的时间要短暂。击打时，手腕既要保持一定的姿势，又要放松，以一种有控制的弹性力进行叩击，使手法既有一定的力度，又感觉缓和舒适，切忌用暴力打击，以免造成不必要的损伤。

（8）操作结束协助着衣，安置舒适卧位，嘱老年人喝温水。

（六）注意事项

（1）出血性疾病、肿瘤或感染者慎用。使用叩击法时，有严重心血管疾病者禁用、心脏搭桥患者慎用。

（2）护理人员操作前修剪指甲；对于皮肤干燥的老年人可先局部涂抹润肤

乳以后再按摩，以防损伤皮肤。

（3）操作时用力要适度，操作过程中，注意保暖，保护患者隐私。

二、艾条灸法

艾条灸法是将点燃的艾条悬于选定的穴位或病痛部位之上，通过艾的温热和药力作用刺激穴位或病痛部位，达到温经散寒、扶阳固脱、消瘀散结、防治疾病作用的一种操作方法。

（一）适用范围

适用于各种慢性虚寒型疾病及寒湿所致的疼痛，如胃脘痛、腰背酸痛、四肢凉痛等；中气不足所致的急性腹痛、吐泻、四肢不温等症状。

（二）评估

（1）病室环境及温度。

（2）主要症状、既往史。

（3）有无出血病史或出血倾向、哮喘病史或艾绒过敏史。

（4）对热、气味的耐受程度。

（5）施灸部位皮肤情况。

（三）告知

（1）施灸过程中出现头昏、眼花、恶心、颜面苍白、心慌出汗等不适现象，及时告知护理人员。

（2）对于瘦弱的老年人在治疗过程中艾灸部位可能出现水泡。

（3）灸后注意保暖，饮食宜清淡。

（四）物品准备

艾条、治疗盘、打火机、弯盘、广口瓶、纱布，必要时备浴巾、屏风、计时器。

（五）操作方法

（1）护理人员备齐用物携至床旁，调节合适室温，嘱老年人排空二便。

（2）根据施灸部位协助取合理和安全体位，充分暴露施灸部位，注意保护隐私及保暖。

（3）常用施灸方法：

1）温和灸。将点燃的艾条对准施灸部位，距离皮肤2—3 cm，使患者局部有温热感为宜，每处灸10—15分钟，至皮肤出现红晕为度。

2）雀啄灸。将点燃的艾条对准施灸部位2—3 cm，一上一下进行施灸，如此反复，一般每穴灸10—15分钟，至皮肤出现红晕为度。

3）回旋灸。将点燃的艾条悬于施灸部位上方约2cm处，反复旋转移动范围约3 cm，每处灸10—15分钟，至皮肤出现红晕为度。

（4）施灸过程中观察老年人皮肤情况，对糖尿病、肢体麻木及感觉迟钝者，尤应注意防止烧伤。同时询问有无不适并根据老年人的身体状况调整施灸时间。

（5）及时清理艾灰，施灸结束后，立即将艾条插入广口瓶，熄灭艾火。

（6）协助老年人穿衣，指导灸后饮食宜清淡。

（7）酌情开窗通风，注意保暖，避免吹对流风。

（六）注意事项

（1）大血管处、皮肤感染、溃疡、瘢痕处，有出血倾向者、哮喘或艾绒过敏者不宜施灸；空腹或餐后1小时左右不宜施灸。

（2）一般情况下，施灸顺序自上而下，先头身，后四肢。

（3）如局部出现小水泡，无需处理，水泡会自行吸收；水泡较大，可用无菌注射器抽吸泡液，用无菌纱布覆盖。如施灸过程出现头昏、眼花、恶心、颜面苍白、心慌出汗等不适现象，应立即停止操作并对症处理。

三、药熨法

药熨法是将中药加热后装入布袋，在人体局部或一定穴位上移动，利用温热之力使药性通过体表透入经络、血脉，从而达到温经通络、行气活血、散寒止痛、祛瘀消肿等作用的一种操作方法。

（一）适用范围

适用于风湿痹证引起的关节冷痛、酸胀、沉重、麻木；跌打损伤等引起的局部瘀血、肿痛；扭伤引起的腰背不适、行动不便；脾胃虚寒所致的胃脘疼痛、腹冷泄泻、呕吐等症状。

（二）评估

（1）病室环境，温度适宜。

（2）主要症状、既往史、药物过敏史。

（3）对热和疼痛的耐受程度。

（4）热熨部位的皮肤情况。

（三）告知

（1）药熨前，协助老年人排空二便。

（2）叮嘱老年人感觉局部温度过高或出现红肿、丘疹、瘙痒、水泡等情况，应及时告知护士。

（4）每次15—30分钟，每日1—2次。

（四）物品准备

疗盘、遵医嘱准备药物及器具、凡士林、棉签、纱布袋2个、大毛巾、纱布或纸巾，必要时备屏风、毛毯、温度计等。

（五）操作方法

（1）护理人员备齐用物携至床旁，调节合适室温，嘱老年人排空二便。

（2）取合理和安全体位，暴露药熨部位，必要时屏风遮挡，操作中注意保暖。

（3）根据医嘱，将药物加热至60—70℃备用。

（4）先用棉签在药熨部位涂一层凡士林，将药袋放到患处或相应穴位处用力来回推熨，以老年人能耐受为宜。力量要均匀，开始时用力要轻，速度可稍快，随着药袋温度的降低，力量可增大，同时速度减慢。药熨温度适宜，年老及感觉障碍者，药熨温度不宜超过 50℃。药袋温度过低时，及时更换药袋或加温。

（5）每次 15—30 分钟，每日 1—2 次。

（6）操作过程中观察局部皮肤的颜色情况和询问对温度的感受。

（7）结束后协助穿衣，安排舒适体位，指导多饮温开水。

（六）注意事项

（1）大血管处、皮肤破损及炎症、局部感觉障碍处、药物过敏者忌用。

（2）药熨过程中一旦出现水泡或烫伤时应立即停止，并给予适当处理。

第三节　老年人常用康复护理技术

随着人口老龄化的进展，部分或完全失能老年人、痴呆老年人日益增多，已成为社会高度关注的问题。在熟悉老年人身心疾病特点的基础上，合理使用康复护理技术，可以延缓老年人失能及痴呆的进展，提高老年人生活质量，是老年护理的一项重要措施。

一、日常生活能力训练

日常生活能力的训练可以帮助老年人恢复身体功能，把剩余能力发挥到最大限度，对生活有更好的适应能力，增进健康、延缓衰老，预防日常生活活动能力的丧失。

（一）偏瘫老年人肢体功能训练

根据临床特点，偏瘫患者的康复治疗一般须经历早期、软瘫期、痉挛期、相对恢复期和后遗症期五期，本节主要介绍早期及软瘫期老年人肢体功能训练的康复护理技术。

1.良肢位的摆放

偏瘫早期的康复治疗中，正确的体位可预防和抑制上肢屈肌、下肢伸肌的典型痉挛模式的出现和发展，这种痉挛模式会妨碍患者日常生活活动，并因股四头肌和小腿三头肌痉挛导致步行时屈膝和踝背屈困难而形成划圈步态。一般每1—2小时更换一次体位，以预防压疮、肺部感染及痉挛的发生。通常选用下列体位进行相互转换：

（1）患侧卧位。患侧卧位对偏瘫患者的康复来说是最重要的体位，又称第一体位或首选体位。该体位可以伸展患侧肢体、减轻或缓解痉挛的发生，使瘫痪关节韧带受到一定压力，促进本体感觉的输入，同时利于自由活动健侧肢体。

采取该体位时，患侧在下，健侧在上，患者的头下给予合适高度（一般为10—12 cm）的软枕，躯干稍向后旋转，后背用枕头支撑。肘伸直位，肩前屈，前臂外旋，将患肩拉出以避免受压和后缩；手指伸展，掌心向上，手中不应放置任何东西，以免诱发抓握反射而强化患侧手的屈曲。患腿偏关节略后伸，膝关节轻度屈曲。健侧上肢放在身上或后边的软枕上，避免放在身前，以免因带动整个躯干向前而引起患侧肩胛骨后缩。健侧下肢充分屈雕屈膝，患侧脚下放一软枕支撑以抑制脚的跖屈痉挛。

（2）健侧卧位。健侧在下，患侧在上，患者的头下给予合适的软枕，胸前放一软枕。患肩充分前屈，患侧肘关节伸展，腕、指关节伸展放在枕上，掌心向下。患侧肘关节和膝关节尽量前屈90°，置于身体前另一软枕上，注意患侧踝关节不能内翻悬在软枕边缘，以防造成足内翻下垂。健侧肢体自然放置。此体位避免了患侧肩关节的直接受压，减少了患侧肩关节的损伤，但是限制了健侧肢体的主动活动。

（3）仰卧位。患者头部垫枕，面部朝向患侧。患者使用的软枕不宜太高，以防因屈颈而强化患者的肌肉痉挛。患侧肩下垫一厚软垫，使肩部上抬前挺，以防肩胛骨向后挛缩，患侧肩关节外旋稍外展，肘、腕关节伸直，掌心朝上，手指伸直并分开，整个患侧上肢放置于枕头上。患侧髋下放一枕头，使髋向内旋，患侧臀部、大腿外侧下放一枕头，其长度要足以支撑整个大腿外侧，以防下肢外旋，膝关节稍垫起使微屈并向内。足底不放任何东西，以防增加不必要的伸肌模式的反射活动。由于该体位容易受紧张性颈反射的影响，极易激发异常反射活动，从而强化患者上肢的屈肌痉挛。因此，应尽量缩短仰卧位的时间或与其他体位交替使用。

2．被动运动

对患者进行被动运动可预防肌肉萎缩、关节疼痛、关节挛缩、关节活动受限，促进血液循环，增强感觉的输入。如病情较稳定，在病后第3—4天起对患肢所有的关节（包括健侧肢体）都应做全范围的关节被动运动，每日2—3次，直到主动运动恢复。活动顺序一般从健侧开始，然后再活动患侧，从近端到远端，由大关节到小关节，循序渐进，缓慢进行，切忌粗暴。

3．主动活动

（1）体位变换。因健侧卧位强化患侧屈肌优势，患侧卧位强化患侧伸肌优势，仰卧位强化伸肌优势，所以不断变化体位可使躯体伸肌、屈肌张力达到平衡，可有效预防痉挛的出现。此外，体位改变还可预防压疮和肺部感染。因此，医护人员应从多方面帮助患者，卧位时应保持正确的体位，并每2小时翻身1次。偏瘫患者变换体位或训练时，握手方法应采用 Bobath 握手，即双手手指交叉，患手拇指置于健侧拇指之上。然后采用如下体位变换训练方法：

1）主动健侧翻身训练：患者仰卧位，Bobath 式握手，或健手握住患手手腕，屈膝，健腿插入患腿下方。交叉的双手伸直举向上方，做左右侧方摆动，借助摆动的惯性，让双上肢和躯干一起翻向健侧。

2）主动患侧翻身训练：患者仰卧位，Bobath 式握手，向上伸展上肢（或健侧上肢放腹部），健侧下肢屈曲，双上肢左右侧方摆动，当摆向患侧时，顺势将身体翻向患侧。

（2）桥式运动。在床上进行翻身训练的同时，必须加强患者患侧伸髋屈膝肌的练习，这对避免患者今后行走时出现偏瘫步态十分重要。常采用如下桥式运动训练方法：

1）双侧桥式运动：患者仰卧，帮助患者将双膝屈曲，双足靠拢平踏床面，让患者伸髋将臀抬离床面，并保持骨盆呈水平位，维持一段时间后慢慢放下。如患者外旋外展不能支持，则需帮助将患膝稳定住。

2）单侧桥式运动：当患者能完成双侧桥式动作后，让患者伸展健腿，患腿完成屈膝、伸髋、抬臀的动作。

3）动态桥式运动：可促进患者下肢内收和外展控制能力的恢复。训练时患者仰卧屈膝，双足踏住床面，双膝平行并拢，健腿保持不动，患腿做交替的幅度较小的内收和外展动作，并学会控制动作的幅度和速度；然后患腿保持中立位，健腿做内收外展练习，还可以把健腿放在患腿上，完成抬臀动作。

4．按摩

对患肢进行按摩可促进血液、淋巴回流，防止和减轻肿胀，同时又是一种运动感觉刺激，有利于运动功能恢复。按摩要轻柔、缓慢，有节律地进行，不使用强刺激性手法。对肌张力高的肌群用安抚性质的推摩；对肌张力低的肌群则予以擦摩和揉捏。

此外，在痉挛期和恢复期可采用抗痉挛训练、坐位训练、平衡训练、步行训练、上肢控制能力训练及改善手功能训练等方法，促进偏瘫老年人的康复，具体训练方法请详见《康复医学》《康复护理学》等相关教材。

5．穿衣训练

见本章第一节。

6．移位训练

见本章第一节。

（二）卧床老年人肢体功能训练

随着年龄的增长及自身疾病的发展使老年人容易卧床，长期卧床后可出现肌肉萎缩、骨质疏松、感染、压疮、静脉栓塞等，故需要医护人员在老年人卧床期做好康复护理，有效预防并发症的出现。

1．关节运动训练

长期卧床会导致关节活动范围受限，严重影响人体正常功能的发挥。因此，对卧床老年人上下肢关节进行主动和被动运动训练，可预防关节挛缩、肌肉失用性萎缩，改善肢体血液循环。因此，需根据患者的病情选定合适的关节运动方法。

（1）被动运动。适用于不能进行主动运动的卧床老年人。从各个方向上被动活动患者的各个关节，活动顺序由大关节到小关节，运动幅度从小到大，各关节各方向运动3—5遍，每日1—2次，速度宜缓慢，手法宜轻柔，循序渐进，同时可配合按摩。

（2）主动运动。在病情允许的情况下，对不限制活动的部位，鼓励患者主动保持活动，进行锻炼。因活动可促进血液循环，是保持关节软骨面生理功能的基本因素，是预防关节面发生退行性变的有效方法。活动时按照生理活动范围活动上下肢各关节。

2．预防足下垂

足下垂又称垂足畸形，下肢瘫痪者极易发生。对长期卧床的老年人，足部须给予支撑，如使用足板托、枕头等物，也可穿丁字鞋，使足与腿成直角，保持足背屈位，以预防跟腱挛缩。

3．膝关节畸形的预防

膝关节下放垫子，以防止膝肿胀和膝过伸，但时间不可过长。同时要每日数次去垫平卧，防止膝关节屈曲挛缩。

4．体位变换

每2小时翻身1次，以预防压疮和感染。

二、认知功能训练

（一）协助患者确认现实环境

可用明显的标记标明患者的房间及其使用的物品，便于识记。对不适应新环境的患者，应为其建立简单及固定的生活日程，如个人生活用品、桌椅等固定位置；帮助患者确认所住房间、卫生间等现实环境；房间内的布置和物品摆放尽量不移动，且不放患者未见过的物品，以减少其辨认环境的困难和错误。

（二）诱导正向行为

尽可能随时纠正或提醒患者正确的时间、地点、人物等概念，诱导其向正向行为改变。

（三）记忆训练

老年期痴呆患者近期记忆受损，但大部分远期记忆仍然保存。通过有意识反复的记忆训练，可延缓衰退，促进智力的恢复，记忆力的训练要点是复述、反复重复，以使事物重新形成或加深记忆痕迹。

1．瞬时记忆训练

护理人员可以念一串不按顺序排列的数字，从三位数起，每次增加一位。如：326、2558、31651……念完后立即让患者复述，直至不能复述为止。也可以鼓励患者重述电话号码，回忆之前出示的钢笔、眼镜、钥匙等物品名称等方法，以提高其瞬间记忆能力。

2. 短时记忆训练

可将日常生活熟悉的物品图片若干张进行分类，并以每次要求识记图片多少作为训练难度的大小，要求患者在图片出示完 3 — 5 秒复述所示图片名称等，图片数量可由少到多，逐渐增加，观看的时间可由长到短。此外，可让患者看电视新闻，然后提问新闻的大概内容，让患者回答。

3. 长时记忆训练

鼓励患者回忆过去的生活经历，讲述自己感兴趣的往事，不时让患者回忆一下家里亲戚朋友，原来单位同事的姓名，以前家中发生的事情等。

（四）注意力训练

注意障碍的康复是认知康复的中心问题，虽然它只是认知障碍的一个方面，但只有纠正了注意障碍，记忆、学习、交流、解决问题等认知障碍的康复才能有效地进行：

1. 示范训练

训练者将要展现的动作行为通过多种感觉方式展示在患者眼前，并加以语言提示以便患者集中注意力。如向患者示范打太极拳，一边让患者看到舒展流畅的动作，另一边抑扬顿挫地讲解动作要领，使患者视觉、听觉都调动起来，以加强注意力的训练。

2. 分类训练

其目的是提高患者不同难度的注意力，操作方式以纸笔练习形式为主，要求患者按指示完成规定的图案描绘，或对电脑中的指示执行适当的动作。分类训练内容还可按照注意力的分类分别进行持续性、选择性、交替性及分别性注意项目的训练。

（五）智力训练

智力活动内容非常丰富，如逻辑联想、思维灵活性、分析和综合能力、理解表达能力、社会适应能力等。常用的训练方法有：

1. 逻辑联想、思维灵活性训练

从儿童玩具中去寻找一些有益于智力的玩具进行练习，如按照图纸用积木搭出各种造型、使用拼图板进行拼图游戏等。

2．分析和综合能力训练

经常让患者对一些图片、实物、单词做归纳和分类。比如拿出一些小孩用的图画卡片，让患者将动物、植物、生活用品等分开归类。

3．理解和表达能力训练

向患者讲述一些事情，讲完后提一些问题让患者回答。

（六）数字概念和计算能力的训练

针对老年痴呆患者可进行一些简单的数字训练，如将物体分成两堆，让患者比较哪堆多，哪堆少；或者让患者顺数数字，先从1—30，逐渐数到100，再倒数数字；还可以让患者进行一些简单的家庭消费账目计算，如去商场购买回一些日用品后，让他们算一算每样物品各花费了多少钱，共消费了多少钱，还剩下多少钱，促使患者多用脑、勤用脑。

（七）语言训练

对老年期痴呆患者来说，需积极治疗语言功能受损，鼓励患者多交流、多表达、多理解，这是尽量修复语言能力的关键。鼓励患病老人经常参加社区老人活动，通过老人间的言语交流，维持和强化其语言能力，并有助于其社交能力的改善，家庭固定节目式的讨论也是很好的一种训练方式，如对新闻联播内容进行讨论等。针对受损程度不同，策略和目标也不同。语言功能受损严重、发音不清楚的患者，教其发简单的单词，尽量发清楚，也可给其看物品，比如盘子等，让其说出名称；对用词贫乏者，教其日常生活及表达想法的简单用词；对能进行简单谈话，忘词或词不达意者，鼓励患者不要担心说错，适当多讲。

（八）日常生活活动训练

主要训练患者更衣、饮食、如厕、出行、服药等日常生活活动能力。尽量让患者独自完成各种任务，如果患者能独自完成指定任务，再要求患者尽量缩短完成任务的时间。

参 考 文 献

[1] 胡秀英，肖慧敏. 老年护理学 ［M］. 5 版. 北京：人民卫生出版社，2022.

[2] 鞠梅，沈军. 老年护理学 ［M］. 3 版. 北京：人民卫生出版社，2021.

[3] 黄金. 老年护理学 ［M］. 3 版. 北京：高等教育出版社，2020.

[4] 王陇德，常继乐，张宗久. 中国脑卒中防治报告 ［M］. 北京：人民卫生出版社，2020.

[5] 张小燕，刘英军. 老年护理 ［M］. 4 版. 北京：人民卫生出版社，2022.

[6] 中华医学会肠外肠内营养学分会老年营养支持学组. 中国老年患者肠外肠内营养应用指南（2020）［J］. 中华老年医学杂志，2020，39（2）：119-132.

[7] 陈旭娇，严静，王建业，等. 中国老年综合评估技术应用专家共识 ［J］. 中华老年病研究电子杂志，2017，4（2）：1-6.

[8] 成禧，曾尔亢. 老年病学 ［M］. 3 版. 北京：科学出版社，2018.

[9] 孙红，尚少梅. 老年长期照护规范与指导 ［M］. 北京：人民卫生出版社，2018.

[10] 姜小鹰. 老年人家庭护理 ［M］. 北京：人民卫生出版社，2018.

[11] 陈冀英. 老年人康复护理 ［M］. 北京：北京师范大学出版社，2015.

[12] 孙玉梅，张立力. 健康评估 ［M］. 4 版. 北京：人民卫生出版社，2017.

[13] 王燕，高静. 老年护理学 ［M］. 2 版. 北京：中国中医药出版社，2021.

[14] 杨术兰，田秀丽. 老年护理与保健［M］. 北京：中国医药科技出版社，2019.

［15］国家老年医学中心，中华医学会老年医学分会，中国老年保健协会糖尿病专业委员会．中国老年糖尿病诊疗指南（2021 年版）［J］，中华糖尿病杂志，2021，13（1）：14-46．

［16］化前珍，胡秀英．老年护理学［M］．4 版．北京：人民卫生出版社，2017．

［17］刘晓红，陈彪．老年医学［M］．3 版．北京：人民卫生出版社，2020．